B YW YN PY
NGHROEN

BYW YN FY NGHROEN

Gol. Sioned Erin Hughes

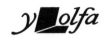

Argraffiad cyntaf: 2019

Dymuna'r cyhoeddwyr gydnabod cymorth ariannol
Cyngor Llyfrau Cymru

Cynllun y clawr: Steffan Dafydd

Rhif Llyfr Rhyngwladol: 978 1 78461 713 4

Cyhoeddwyd, rhwymwyd ac argraffwyd yng Nghymru gan
Y Lolfa Cyf., Talybont, Ceredigion SY24 5HE
gwefan www.ylolfa.com
e-bost ylolfa@ylolfa.com
ffôn 01970 832 304
ffacs 832 782

Er i restr o rwystrau – ein llorio
Yn llwyr ar adegau,
Heno, rwy'n teimlo fel 'tae
Awelon yn yr hwyliau.

Eifion Hughes

Cynnwys

Rhagair

Mae yna hen ystrydeb sydd yn honni bod pobl ifainc y dyddiau hyn yn ei chael hi'n rhy hawdd o lawer; yn rhydd o gyfrifoldebau, yn yfed eu harian i gyd ac yn deall mwy am brisiau Meal Deals archfarchnadoedd na phris morgais. Gwyn eu byd. I dorri ar yr ystrydeb hon, gallaf ddweud nad ydi bod yn ifanc yn fêl i gyd, oherwydd i'r rhai ifainc yn ein plith sydd yn dioddef gyda'u hiechyd, mae dogn hael o wermod yn cael ei daflu i'r gymysgedd hefyd. Nid oedolion a phobl hŷn yw'r unig rai sydd yn mynd yn wael.

Yn ôl yn Ionawr 2018, cysylltais gyda gwasg y Lolfa yn holi a oedd yna fwlch i gyfrol yn y Gymraeg ynghylch profiadau pobl ifainc sydd wedi profi, neu sydd yn parhau i brofi anawsterau gyda'u hiechyd, boed hynny'n gorfforol neu'n feddyliol. Roeddwn i wedi bod yn chwilio'n ddyfal am y cyfrolau hyn, ond ar ôl pori drwy'r silffoedd am oriau bwygilydd, dyma adael y siop yn waglaw bob tro. Ar ôl tyrchu i ddyfnderoedd y we, dyma ganfod llond llaw yn unig o straeon yn hel llwch tua thudalen rhif 17 ar Google. Cyhoeddwyd *Gyrru Drwy Storom* yn 2015 gan y Lolfa; cyfrol am brofiadau ingol unigolion gyda salychau meddwl amryfal. *Galar a Fi* wedyn yn 2017; cyfrol bwysig arall sydd yn mynd i'r afael â galar mewn ffordd onest a dewr. Mae gwefan meddwl.org yn haeddu pob cydnabyddiaeth hefyd, a hynny am roi gofod diogel i unigolion gael bwrw eu llid parthed eu heriau gyda'u hiechyd meddwl, a chynnig strategaethau ymdopi gwerthfawr i eraill sy'n gyfarwydd â'r frwydr. Ond beth am gyflyrau corfforol? Ble'r oedd y rheiny oll yn cuddio?

Y tu ôl i'r stigma, mae'n siŵr gen i. Dydi 'stigma' ddim yn air braf i'w yngan gan na ddylai'r gair fodoli o gwbl mewn gwirionedd. Ond mae o'n bod, ac mae ei brofi o'n deimlad mwy annifyr fyth. A ddylai neb orfod ei brofi o; ddylai neb orfod teimlo bod yn rhaid iddynt rygnu ymlaen yn fud gan nad yw eraill eisiau trafod pethau mawrion sydd yn ormod o ddychryn iddynt. Ymgais i newid hynny yw'r gyfrol hon, drwy roi llais i'r sawl sydd wedi ofni eu geiriau eu hunain cyhyd, a hynny ar gownt y stigma. Ni fydd y gyfrol yn dileu'r dychryn; mae'n bosib y gwnaiff ei gonestrwydd dy anghysuro ar brydiau, ond gobeithio y bydd y parch a deimlir at gryfder yr awduron yn drech na'r ofn. A gobeithio hefyd y bydd hi'n gwneud i ti sylweddoli mai siarad am y pethau hyn ydi'r peth mwyaf naturiol a derbyniol yn y byd i'w wneud.

I'r sawl sydd ei angen

Mae salwch, afiechyd, cyflwr − diffinia fel y mynni − yn medru creu'r llanast mwyaf o dy fywyd di. Ac nid o dy fywyd di yn unig, oherwydd mae'r bobl agosaf at y sawl sydd yn dioddef yn ddiau am deimlo'r difrod yn eu bywydau hwythau hefyd. Gall sibrwd am fisoedd cyn iddo ddod o hyd i'w lais, neu mi all weiddi'n ddidrugaredd un diwrnod, a hynny o nunlle. A does yna ddim patrwm sicr iddo fo chwaith; mi gaiff benderfynu ar y diwrnod sut y mae o'n ffansi bihafio. Gall deimlo'n glên a rhoi bore digon dymunol iti, ond mi all chwerwi wedyn at ganol pnawn. Dro arall, mi all ddeffro'n flin fel tincer, ond mi wnaiff ei dymer altro wrth i'r dydd dynnu yn ei flaen. Ac mae arna i ofn nad oes yna ddewis ond cydymffurfio. Chei di ddim codi un bore a dweud, 'Na, ddim heddiw'. Nid felly mae'n gweithio. Cei, mi gei ddamnio dy sefyllfa a diawlio'r duwiau a chrio dros dy ffawd; mae gen ti *bob* hawl i hynny. Ond yn y pen draw, mae'n rhaid wynebu'r dewis – un ai derbyn, neu ddysgu dygymod. A dim ond ti all benderfynu pa un o'r rheiny sydd yn mynd â hi.

Ond er trafod y felltith, dwi'n gobeithio y doi di o hyd i ambell fendith yn dy waeledd hefyd. Pe bai rhywun wedi dweud hynny wrtha i chwe blynedd yn ôl, dwi'n sicr y byddwn i wedi beichio crio dros greulondeb y geiriau. Ond erbyn hyn, geiriau sydd yn cynnal ydyn nhw. I mi yn bersonol, roedd dod o hyd i'r bendithion yn fater o raid. Allwn i ddim yn fy myw â chredu mai ofer fu'r holl ddioddef, felly roedd yn rhaid imi gredu bod yna bethau anhygoel yn mynd i ddod i fod o'i herwydd. Ac mae'n debyg i sawl un arall yn y gyfrol hon deimlo'r un angen i ganfod y bendithion hynny, oherwydd bendith ydi teimlo'n fwy penderfynol, yn fwy goddefol, yn fwy angerddol ac yn berson gwell oherwydd gwaeledd; ac mi weli di hynny'n cael ei adrodd yn gyson drwy'r tudalennau. Mae'n bur debyg y gwnaiff gwaeledd dorri dy galon di, ond mi wnaiff agor dy lygaid i bethau amgenach hefyd; cofia hynny.

Ond yn anad dim, dwi'n gobeithio na fyddi di'n unig yn dy waeledd, ac y byddi'n d'atgoffa dy hun nad ti ydi'r person cyntaf i deimlo dy fod ar dy bedwar yn trio rhoi darnau dy fyd yn ôl at ei gilydd. Cymer y gyfrol hon yn gysur iti ynghanol y llanast, a gobeithio, o'i darllen, y teimli di fod pethau wedi tacluso fymryn.

Diolchiadau

Egyr y gyfrol hon gydag englyn gan Taid Brychyni; diolch iddo am ei barodrwydd wrth dderbyn y cynnig, ac nid anodd oedd dotio at ei lafur yn y broses o gyfansoddi.

Diolch i Esyllt Maelor am fy rhoi ar ben ffordd gyda'r gyfrol ac am ei chefnogaeth ddiwyro wrth iddi ddod at ei gilydd. Diolch hefyd i Gerwyn Wiliams am yr anogaeth ddihafal ac am gynnig atebion trylwyr i f'ymholiadau gramadegol i gyd.

Diolch i wasg y Lolfa am dderbyn fy syniad ac am gyhoeddi'r gyfrol. Roedd eich ffydd ynof fel golygydd wrth fodd fy nghalon. I Meinir Wyn Edwards – diolch am yr arweiniad a'r brwdfrydedd heintus. Mae gweithio ar y cyd wedi bod yn fraint, a dweud y lleiaf.

A diolch yn arbennig iawn i'r awduron am fod mor awyddus i rannu eich profiadau dirdynnol gyda mi a'r darllenwyr oll. Dydi siarad am y pethau hyn ddim wastad yn hawdd, ond chi ŵyr mai anoddach yw'r distawrwydd. Mae eich sgyrsiau a'ch e-byst gwerthfawr wedi'u serio ar y cof, a diolch am eich angerdd wrth inni droi egin syniad yn rhywbeth real.

Sioned Erin

'Does gen i ddim syniad beth i'w ddweud...'

Geiriau sydd yn medru brifo:

'Swn i byth yn medru dweud dy fod di'n wael, o edrych arnat ti.

Ti'n rhy ifanc i fod yn wael!

Isio sylw wyt ti?

Mae o i gyd yn dy ben di.

Rhaid iti fynd allan yn amlach.

Mae 'na reswm dros bopeth sy'n digwydd.

Ti'n cymryd gormod o feddyginiaethau, ti'm yn poeni am eu heffaith hir dymor nhw?

Ty'd 'laen...

Ond ti'n edrych mor dda!

Dim ond chydig o annwyd ydi o, fyddi di'n ddim gwaeth.

Mae 'na wastad rywun sy'n waeth na ti.

'Sat ti ond yn newid dy ddeiet...

Jyst meddylia'n bositif ac mi ddoi di drosto fo.

Wyt ti'n meddwl dy fod di wedi mynd yn wael oherwydd...?

Alli di ddim bod mor wael â hynny os wyt ti'n dal i fedru gweithio.

Ond mi roeddet ti'n rêl boi ddoe.

Ti angen bod yn fwy amyneddgar.

Ti mor ffysi efo dy fwyd.

Ydi hwnna'n gyflwr 'go-iawn'?

Dwi'n gwybod yn union sut wyt ti'n teimlo.

A ddylet ti fod yn bwyta / yfed hwnna?

Pam dy fod di wastad yn tynnu'n ôl munud olaf?

Dwi'n haeddu medal am edrych ar dy ôl di.

Mae pawb yn blino.

'Swn i wrth fy modd tasa gen i'r amser i gysgu fel ti.

Wyt ti'n meddwl y byddi di'n sefydlog dy iechyd erbyn y
    dyddiad a'r dyddiad?

Braf arnat ti'n cael bod adref drwy'r dydd tra bod *rhai*
    ohonon ni'n gorfod mynd allan i weithio.

Ti angen gwneud mwy o ymarfer corff.

Ti angen dysgu pryd i orffwys.

'Swn i wrth fy modd yn cael bathodyn parcio anabl.

Mae o i gyd yn rhan o gynllun Duw.

Dydi Duw fyth yn rhoi mwy inni na'r hyn yr ydym ni'n
    medru ymdopi ag o.

O leiaf dwyt ti ddim yn dioddef o…

Ti'n byw a bod yn lle'r doctor!

Mi faswn i wedi cynnig iti ddod efo ni, ond gan dy fod
    di'n wael…

Does gen ti ddim amser ar ein cyfer ni ddim mwy.

Mae gan bawb eu problemau.

15

Dwi'n edmygu ffyddlondeb dy bartner di.

Mae dy bartner di'n arwr am aros efo ti.

Ti'n dipyn o faich, w'st ti.

Geiriau sydd yn medru cysuro:

Does gen i'm syniad sut wyt ti'n teimlo, ond mi wna i 'ngorau i drio dallt.

Dydi'r cyflwr 'ma ddim yn dy ddiffinio di.

Helpa fi i ddallt dy gyflwr di.

Sut wyt ti'n teimlo heddiw?

Dwi wedi bod yn ymchwilio i dy gyflwr di.

Mae o'n hollol, hollol *shit*.

Ti'n edrych yn dda, ond sut wyt ti'n teimlo y tu ôl i hynny?

Dwi tu cefn iti, bob cam.

Dwi'n gwybod dy fod di'n ymladd bob diwrnod a dwi yma i chdi.

Plis, gad imi helpu.

Mi ddown ni drwyddi efo'n gilydd.

'Sat ti'n licio siarad am y peth, neu 'sat ti'n licio siarad am rywbeth i gael dy feddwl di oddi ar y peth?

'Sat ti'n licio imi dy ddiweddaru di efo beth sydd wedi bod yn digwydd tra wyt ti wedi bod yn wael, neu 'sa'n well gen ti beidio â chlywed ar hyn o bryd?

Beth am fynd i _____ fory? Ond paid â theimlo'n ddrwg os

fydd rhaid iti dynnu'n ôl. Dwi'n dallt bod difrifoldeb dy symptomau di'n amrywio o ddydd i ddydd.

Mae'r ymdrech ti'n ei rhoi i drio gwella yn aruthrol.

Ti'n gwneud joban anhygoel o edrych ar dy ôl dy hun.

Paid â phoeni am ____ , dy iechyd di sydd bwysicaf.

Dwi'n mynd i ____. Wyt ti angen unrhyw beth?

Wyt ti'n teimlo dy fod di wedi gwneud cynnydd ers y diagnosis?

We've got this.

Dwi'n gweld dy isio di. 'Sat ti'n licio gorffwys, neu gwmni?

Neges destun, ynteu alwad ffôn? Beth sydd yn gweithio orau i chdi ar hyn o bryd?

Does yna ddim disgwyl iti feddwl yn bositif drwy'r adeg.

Dim ond iti wybod bod yna ddyddiau gwell i ddod; mae hynny'n ddigon weithiau.

Does gen ti ddim syniad faint dwi'n dy garu di.

Mae gen i feddwl y byd ohonot ti.

Fyddi di *byth* yn faich.

'My journey started in a place of pain,
but it has become so important to transform that
pain and let this event become something that
can have positive effects through the sharing of it.'

Inna Modja

Grym geiriau

Cwmwl sy'n llawn amheuon, ofn, ac un sy'n dileu unrhyw hunan-werth roeddech chi'n berchen arno cynt.

ARDDUN RHIANNON

Pam ein bod ni wastad yn cofio'r pethau drwg sydd wedi cael eu dweud amdanom ni? Prin 'dan ni'n cofio'r pethau da a chadarnhaol. Tasa rhywun yn gofyn imi restru'r holl sylwadau negyddol o unrhyw fath sydd wedi cael eu taflu ata i dros y blynyddoedd, dwi'n siŵr y byddwn i'n gallu bod yno am oriau yn eu diflasu nhw efo rhestr hirfaith.

Gofynnwch imi restru'r canmoliaethau ar y llaw arall, ac mi fyddwn i'n ei chael hi'n anodd iawn rhoi llond llaw o enghreifftiau i chi. Dwi'n gwybod go iawn fod 'na'r un faint, os nad mwy o bethau da 'swn i'n gallu eu nodi – ond o, mam bach! Mae hi'n swydd llawn amser imi drio'u cofio nhw.

Dyna'r peth efo iselder – mae o'n gwmwl dros eich pen 24 awr o'r dydd, saith diwrnod o'r wythnos. Cwmwl sy'n llawn amheuon, ofn, ac un sy'n dileu unrhyw hunan-werth roeddech chi'n berchen arno cynt. Rai diwrnodau mae'r cwmwl yn sefydlog ac mae hi'n ddiwrnod braf, ond mae 'na rai diwrnodau lle mae o'n gwmwl du.

Os dwi'n cofio'n iawn, dwi'm yn meddwl y daeth un cyn y llall, fel y cyfryw. Hynny ydi, daeth yr iselder a'r gorbryder law yn llaw. Fel mae sawl un yn ymwybodol, mae ymladd un cyflwr yn flinedig ar y naw, ond fflipin 'ec, mae gorfod ymladd dau yn cymryd y mic, braidd. Does 'na ddim ffordd hawdd o'i esbonio, ond mi dria i 'ngorau drwy ddefnyddio trosiad bach.

Ar y diwrnodau drwg, mae o fel cael dau ddiafol ar fy ysgwydd, ac ar ddiwrnodau gwell, mae'r angel sy'n llawn doethineb a rhesymeg yn ymweld, i ddweud wrthyn nhw am gallio.

Cymerwch gyfnodau'r arholiadau fel enghraifft. Efallai byddai un diafol yn dweud, 'Does 'na'm pwynt o gwbl i chdi adolygu, ti'n mynd i fethu bob dim, be bynnag – fel arfer!' Wedyn mi fyddai'r diafol arall yn ateb, 'Ond o mai gosh! Be os w't ti *yn* methu? Be ddigwyddith wedyn? Mae'n rhaid i chdi gael marciau da neu bydd pawb yn siomedig a fydd gen ti'm math o ddyfodol o dy flaen.'

Yna, os byddwn i'n gwrando'n ddigon astud, mi fyddai 'na lais gwan yn y cefndir yn awgrymu, 'Ym, be am roi'r gorau i orfeddwl, ac adolygu'r gorau medri di, wedyn gweld lle w't ti arni?'

Mae'n syrffedus, a'r peth rhwystredig ydi nad oes

gennych chi syniad pa lais sydd am gymryd drosodd o ddydd i ddydd.

Doedd pethau ddim wastad fel hyn. Cyn cael y diagnosis yn fy arddegau, credwch neu beidio, roeddwn i'n arfer bod yn blentyn hynod hyderus. Roeddwn i'n blentyn a oedd yn cymryd bob cyfle ac yn gwneud y gorau ohono fo. Cyngherddau Nadolig ac Eisteddfod yr Urdd oedd yr uchafbwyntiau bob blwyddyn – doedd 'na'm gwefr debyg i berfformio o flaen cynulleidfa. Canu, llefaru, dawnsio disgo, chwarae piano – roeddwn i'n rhoi cynnig arnyn nhw i gyd ac yn mwynhau pob eiliad, dim ots be. Cymryd rhan oedd yn bwysig i mi (go iawn, rŵan!). Doeddwn i'm yn cymryd fy hun o ddifri o gwbl.

Roeddwn i'n *tomboy*, efo 'ngwallt wedi'i glymu'n ôl bob diwrnod. Doeddwn i ddim yn meddwl ddwywaith am fy edrychiad, nac yn poeni'n ormodol am blesio pawb chwaith. Dwi'n cofio grŵp o ferched yn dweud wrtha i ym Mlwyddyn 6 nad oeddwn i mor ddel â'r merched eraill, a'r unig ymateb gen i oedd, 'Wel, ia, ond dach chi'm 'di 'ngweld i efo 'ngwallt i lawr eto – *wedyn* mi fasach chi'n newid eich meddyliau!' Tafod yn y boch a dim math o or-feddwl yn y byd.

Er 'mod i'n mwynhau'r gwersi, y tu allan i'r dosbarth roeddwn i'n breuddwydio am gael bod yn seren bop neu'n gyflwynydd teledu. Roeddwn i'n treulio'r penwythnosau yn sgwennu amryw o sgriptiau a chaneuon yn fy llyfr nodiadau i'w perfformio o flaen y teulu, neu i bwy bynnag oedd yn fodlon gwrando arna i. Roeddwn i'n teipio erthyglau o gylchgronau ar y cyfrifiadur, eu hargraffu, ac yna'n eu sticio ar y wal i ymddangos fel 'mod i'n darllen *autocue*. O, am gael mynd yn ôl i ddyddiau mor ddiniwed! Roedd gen i a fy ffrind gorau 'lwyfan' yng nghornel iard yr ysgol. Yno buom yn cynnal sioeau bob amser egwyl, ac yn ceisio cael y plant eraill i ddod i'n gweld a chymryd rhan efo ni. Dwi'n dal i gofio symudiadau'r ddawns hyd heddiw. Ond cyn imi gael cyfle i wneud yr un *shimmy* arall, roedd fy nghyfnod i yn yr ysgol gynradd ar ben, ac roedd hi'n amser am bennod newydd yn yr ysgol uwchradd.

Roedd hon yn bennod fwy heriol na fuaswn i erioed wedi medru ei rhag-weld, ac mae dwyn i gof atgofion o Flwyddyn 7 yn anodd. Er bod hynny dros ddeng mlynedd yn ôl bellach, mae'r hyn a ddigwyddodd imi yn dal i deimlo mor fyw yn y cof. O'r dechrau, roeddwn i'n teimlo fel 'mod i ar fy mhen fy hun. Roedd gan bawb arall griw o ffrindiau agos yn barod, ac oherwydd 'mod i wedi dod o ysgol efo oddeutu 35 disgybl i gyd, roedd hi'n her ychwanegol imi ffeindio'n ffordd yn yr wythnosau cyntaf.

Yn sgil y drafferth honno, ac oherwydd fy unigrwydd, mi ddois i'n darged i fwlio gwael. Sylwadau cas ar-lein ac wyneb yn wyneb, cael fy maglu yn y coridor, bwyd wedi'i daflu arna i yn y ffreutur – roedd y cyfan yn ddiddiwedd. Yng nghornel y stafell ddosbarth oeddwn i, yn edrych ar bawb arall yn eu grwpiau yn chwerthin ac yn cael hwyl – a finnau'n eistedd yn unig gan syllu ar y cloc, yn dyheu am sŵn y gloch er mwyn cael mynd adra. Artaith.

Dwi'n cofio casáu pan oedd pobl yn arfer dweud, 'Mae'n rhaid eu bod nhw'n pigo arnach chdi achos dy fod di'n dawel, 'sti.' Na. Maen nhw'n pigo arna i achos eu bod nhw'n fwlis – dyna'r gwir. Am flynyddoedd, llwyddodd eraill i fy narbwyllo bod cael personoliaeth fewnblyg yn beth negyddol, ac yn rhywbeth i fod â chywilydd ohono. Roeddwn i'n fy nghasáu'n hun fwy a mwy bob dydd, a wastad yn cwestiynu, 'Pam na fedra i fod yn normal?'

Ymhen cwta flwyddyn, roeddwn i wedi troi o fod yn ferch fach lawn bywyd a oedd yn gallu ymwneud efo pawb, i ferch a oedd yn ei chasáu ei hun, yn osgoi cymdeithasu oherwydd diffyg hyder a gorbryder enfawr, ac yn ei chosbi ei hun am fod mor anobeithiol. Ni ddylai unrhyw blentyn deimlo nad ydyn nhw'n ddigon da.

Rhaid cyfaddef nad oedd gen i ffordd dda iawn o ymdopi. Doeddwn i ddim isio i neb weld fy 'mod i'n dioddef o gwbl – roedd gen i ormod o falchder. Oedd, roedd pobl yn pigo arna i, ond arferwn ddweud wrth yr athrawon a 'nheulu fy mod i'n ocê, heb ddweud gair am yr hyn roeddwn i'n gorfod ei ddioddef mewn gwirionedd. Wrth gwrs, doedd pethau ddim yn ocê, ddim o gwbl. Roedd ceisio cadw pob dim i mewn yn gwneud mwy o niwed nag o les, ac ym mêr fy esgyrn, roeddwn i'n ymwybodol o hyn, ond mae hi wastad yn haws dweud na gwneud.

Yn hytrach na dweud wrth rywun am fy mhryderon, roeddwn i'n penderfynu fy mrifo'n hun. Drwy gymryd y rhwystredigaeth a'r boen allan arna i fy hun, o leiaf doeddwn i ddim yn fwrn i eraill. Roedd y boen feddyliol mor wael nes bod profi poen corfforol yn ddihangfa – yn rhyddhad rhyfedd. Doeddwn i ddim yn falch ohonof fy hun o gwbl. Dwi'n cofio bod mor hunanymwybodol o'r anafu, ac yn ofni i rywun sylwi ar unrhyw farc neu glais, yn enwedig yn yr ysgol. Y peth diwethaf roeddwn i isio oedd tynnu sylw ataf fy hun, ac roeddwn i'n ymwybodol o ba mor annifyr roedd plant yn gallu bod. Dwi'n falch iawn o ddweud nad ydw i wedi defnyddio'r dull hwn o ymdopi ers fy nyddiau yn yr ysgol. Dwi'n gwybod rŵan pa mor bwysig ydi siarad, bod yn onest am sut dwi'n teimlo a pheidio â chadw popeth i mewn.

Cwpwl o flynyddoedd yn ôl, roedd 'na glip o raglen gomedi i bobl ifainc yn cael ei rannu ar y we. Digwydd ei weld o 'nes i, ond cafodd effaith fawr ar y ffordd roeddwn i'n edrych arna i fy hun.

Yn yr olygfa roedd y prif gymeriad – merch ysgol a oedd yn delio â hunan-werth isel iawn – mewn sesiwn gwnsela. Roedd hi yn ei dagrau wrth restru'r holl nodweddion roedd hi'n eu casáu amdani hi ei hun, ac yn ei chymharu ei hun gyda'r disgyblion poblogaidd – y disgyblion 'gwell', yn ei golwg hi.

Cyngor y cwnselydd a ddaliodd fy sylw i. Gofynnodd i'r ferch ddychmygu bod fersiwn ieuengach ohoni hi yn y stafell, ac am iddi ailadrodd yr holl eiriau sarhaus i'w chyfeiriad hi, fel y byddai bwli yn ei wneud. Holl bwrpas hyn oedd cael y prif gymeriad i sylweddoli fod bod yn elyn pennaf i chi eich hunan yr un mor wael â'r hyn oedd y bwlis yn ei wneud. Unwaith y mae gennych chi gariad a pharch tuag atoch chi'ch hunan, mae geiriau negyddol eraill yn ddibwys.

Soniais ar y cychwyn am ba mor anodd ydi hi i gofio'r pethau da, ond y llynedd, addewais y byddwn i'n sgwennu o leiaf dri pheth cadarnhaol bob dydd, boed hynny'n ganmoliaeth, yn ddigwyddiad, neu'n llwyddiant personol. Dwi'n argymell hyn i unrhyw un sy'n ei chael hi'n anodd bod yn garedig gyda'i hunan. Mae rhoi'r meddwl ar waith, a'i annog i ganolbwyntio ar nodi'r pethau bychain, wedi bod mor llesol i fy iechyd meddwl. Er da, er drwg – peidiwch byth â thanseilio grym geiriau.

Dair blynedd yn ôl, creais wefan, a dechreuais flogio – a dwi ddim yn bod yn ddramatig pan dwi'n dweud bod y penderfyniad hwnnw wedi fy achub i. Bob mis dwi'n sgwennu am bwnc sy'n agos at fy nghalon – profedigaeth, *panic attacks*, iechyd meddwl, hunanhyder, mislif, bywyd prifysgol ac yn y blaen. Mae o'n therapi imi, ac yn ffordd wych o rannu profiadau ag eraill. Pan ges i'r diagnosis yn fy arddegau, a minnau ar fy isaf, doedd bron dim deunydd ar iechyd meddwl ar gael, ac yn sicr ddim drwy gyfrwng y Gymraeg. Fy mwriad i oedd newid hynny. Heb os, y peth gorau am gadw blog ydi'r ymateb dwi'n ei gael gan ddarllenwyr sy'n gallu uniaethu â mi. Mae'n fraint eu bod nhw'n ymddiried digon ynof i allu rhannu eu profiadau personol â salwch meddwl, a rhaid pwysleisio bod pob sgwrs yn gyfrinachol hefyd.

Erbyn hyn, braf ydi dweud 'mod i mewn lle llawer gwell. Dwi ar fin gorffen gradd Meistr yng Nghaerdydd, yn ceisio 'ngorau i fanteisio ar bob cyfle dwi'n ei gael, ac yn teimlo 'mod i'n byw yn hytrach nag yn bodoli. Peidiwch â chamddeall, dwi'n parhau i gael diwrnodau o beidio â bod isio codi o'r gwely, yn gwrthod edrych yn y drych oherwydd 'mod i'n casáu'r hyn dwi'n ei weld, ac yn teimlo'n sâl wrth feddwl am rai digwyddiadau cymdeithasol, ond mae pethau'n lot gwell o gymharu ag o'r blaen. Mae fy niolch am hynny i 'nheulu a'm ffrindiau sydd wedi bod yn rhyfeddol o gefnogol dros y blynyddoedd – drwy'r da a'r drwg. Hebddyn nhw dwi wir ddim yn gwybod lle fuaswn i heddiw. Mae o'n rhyfeddol sut y gall amgylchynu eich hunan efo'r cwmni cywir wneud gwyrthiau i'ch iechyd meddwl. Byddwch efo'r bobl sy'n gwneud i chi rowlio chwerthin, nid rowlio'ch llygaid!

Os dach chi'n gweld unrhyw fath o fwlio'n digwydd

mewn unrhyw amgylchedd, dywedwch wrth rywun. Does 'na ddim lle o gwbl i fwlio yn ein cymdeithas ni, a gorau po gyntaf inni gael gwared ohono unwaith ac am byth. Yn bwysicach na dim, os dach chi'n digwydd darllen hwn ac yn cael eich bwlio ar hyn o bryd, plis byddwch yn ymwybodol – hyd yn oed ar y diwrnodau tywyllaf pan mae'n teimlo fel petai'r byd i gyd yn eich erbyn – nad ydach chi fyth ar eich pen eich hunan. Dwi'n addo hynny. Parhewch i fod yn driw i'ch hunan. Mae yna wastad werth i'ch gwên.

'As soon as the healing takes place,
go out and heal someone else.'

Maya Angelou

Wel, dyna fflipin anghyfleus!

Trosolwg o brofiad person ifanc yn goresgyn cancr y gwaed.

BEATRICE ANGHARAD WYNNE EDWARDS

Ro'dd troi'n ddwy ar bymtheg mlwydd oed yn gyment o hwyl, ac ro'dd e'n gyfnod hapus. Ro'dd e'n gyfnod llawn digwyddiadau cyffrous, megis camu dros y trothwy i mewn i stafell y Chweched – y cam cynta i mewn i fywyd fel oedolyn. 'Nes i ennill Distinction mewn Gradd 8 ar y ffidil, 'nes i ymuno â Cherddorfa Genedlaethol Ieuenctid Cymru (o'r diwedd!) ac fe 'nes i basio fy mhrawf gyrru. Un o f'atgofion mwya melys o fy arddegau yw gyrru i lawr stryd fawr Aberystwyth efo car yn llawn o ffrindiau, yn sgrechen caneuon newydd One Direction. Peaches, y Peugeot – roeddet ti'n eicon bythgofiadwy.

O'dd, ro'dd bod yn ddwy ar bymtheg oed yn lysh. Ro'dd popeth yn gyffrous a newydd, ac o'n i wir yn mwynhau pob agwedd o fy mywyd. Ond erbyn 2013, adeg gwyliau'r haf, dechreuais deimlo'n flinedig, a datblygais beswch a

33

o'dd yn swnio fel 'se fi wedi bod yn smygu ugain ffag y dydd ers ugain mlynedd. A finne ond newydd ddychwelyd o gwrs cerddorfa, ac wedi bod yn teithio a pherfformio ar hyd a lled yr Almaen, hawdd o'dd rhoi'r bai am y salwch ar hynny.

Fe ddaeth mis Medi, ac ro'n i'n edrych ymlaen yn fawr at fy arholiadau Lefel A. Ro'n i un cam yn nes at y brifysgol (a yw *nerdiness* fi'n dangos?). Ro'n i bythefnos i mewn i'r tymor, ac ro'dd stafell y Chweched yn *buzzing* efo *chit-chat* am y September Ball ar ddiwedd y mis. Rhaid cofio mai ar ddechrau mis Hydref o'dd fy mhen-blwydd i'n ddeunaw, ac felly, ro'dd y cloc yn tician imi benderfynu ar ba fath o barti o'n i isie hefyd (dwi'n cofio'n bendant 'mod i isie parti ar y thema 'hoff fwyd', a 'mod i isie mynd allan i'r dref ar y nos Sadwrn wedi gwisgo fel powlen o *couscous*). Mewn ffordd, felly, mae'n debyg ei bod hi'n beth da na ddigwyddodd hyn. Ond yn sydyn, do'n i ddim yn *bothered* i wneud unrhyw beth. Ro'dd popeth yn *struggle*, a'r unig beth o'n i'n medru ymdopi ag e o'dd mynd i'r ysgol. Ond, anghofiwch am y gallu i ganolbwyntio – 'naeth un athro fy nal i'n syllu ar sgrin gyfrifiadur wag am ddeg munud. Wps!

Dechreuais gysgu am 14 awr y dydd, a chael nap dros fy awr ginio. Ro'dd y pwysau a gollais yn newid dramatig, er, dyma'r amser o'n i'n derbyn y mwya o gompliments ar fy ffigwr! Lysh gwybod taw pan r'ych chi'n sâl yw'r adeg r'ych chi fwya *attractive!* Wrth yrru gatre o'r ysgol, dechreuais gymryd nap hanner ffordd trwy fy siwrne, a hynny'n rheolaidd achos ro'dd hanner awr llawn yn ormod o amser imi fedru canolbwyntio'n iawn. 'Nes i ganslo fy ngwersi ffidil a fy ngwersi piano, a do'n i ddim yn medru mynychu'r ymarferion gymnasteg chwaith, achos y cwbl ro'n i'n gallu ei wneud o'dd mynd i'r ysgol, talu sylw i fwy neu lai dim byd, gyrru gatre a mynd yn ôl i gysgu. Nawr, fi'n gwybod bod hyn yn swnio fel 'se rhywbeth ddim cweit yn reit, ond wir, do'dd e ddim yn rhywbeth o'dd unrhyw un yn poeni gormod amdano. Ro'n i'n meddwl 'mod i jyst yn *super lazy!*

Wrth edrych yn ôl nawr, mae'n ddoniol, oherwydd ro'dd cysgu am 14 awr a chymryd tri nap y dydd yn rhywbeth dylse fi fod wedi ei gwestiynu. Ond yr hyn ro'dd pobl yn sylwi fwya arno o'dd fy mhwysau, ac yn amlach na pheidio, ro'n nhw'n neidio i'r casgliad bod gen i anhwylder bwyta. Ym mis Medi, fe es i weld y doctor tua thair gwaith i egluro fy symptomau amwys. Fe 'naethon nhw awgrymu yfed Ribena poeth at y peswch, a derbyniais ddiagnosis o *gastritis,* a o'dd yn esboniad dros golli fy archwaeth bwyd. Waw, grêt! meddyliais. Mae gen i esboniad dros deimlo'n rhyfedd.

Ond ro'n i'n profi un symptom arall a ddaeth yn fwy amlwg. Dechreuais gael *shooting pains* cryf iawn pan o'n i'n gorwedd mewn ffordd benodol. *Simple solution,* peidio â gorwedd yn y safle 'na – *job done!* Ar ôl i'r Ribena poeth wneud *fuck all* (sioc!), ac oherwydd 'mod i'n parhau i gysgu am gyfnodau diddiwedd, es i'n ôl at y doctor. Eto, 'nes i drio esbonio'r gymysgedd o symptomau a'r poenau gwasgarol, ac mi 'naeth y doctor fy ngyrru i gael pelydr-x ar fy mrest i.

Felly bant â fi yn fy nghar bach gwyrdd y diwrnod wedyn, a cherdded i fyny Rhiw Penglais. Ro'n i'n hyffan ac yn pyffan fel malwoden efo asthma lan at y dderbynfa, ond do'dd hyn *dal* ddim yn ddigon i dynnu fy sylw at ddifrifoldeb y sefyllfa. Dyna lle ro'n i, yn yr ystafell pelydr-x – merch ifanc ar fin troi'n ddeunaw – yn edrych ar wyneb myfyriwr meddygol a o'dd yn ceisio deall beth o'dd e'n edrych arno. Ro'dd e'n beth braf, ond yn hynod frawychus ar yr un pryd, gwybod bod y myfyriwr meddygol yr un mor *shocked* ag o'n i o weld tiwmor maint melon yn fy mrest. A dyna fe! Y dechreuad mwya *shit* i fywyd fel oedolyn.

Croesawu cancr i fy mywyd

Dyna o'dd dechrau dwy flynedd hiraf fy mywyd. Ar y cychwyn, ni ddwedodd unrhyw un o'r doctoriaid pa mor ddifrifol o'dd y cancr (mae Mam yn dweud fod hyn yn beth da, neu fydde hi wedi colli'r plot 'se hi wedi cael gwybod y cwbl ar y pryd). Er 'mod i efo tiwmor maint melon y tu mewn i fy mrest i, ro'n i'n teimlo'n weddol. Felly, pan 'naethon nhw fynnu mynd â fi o Aberystwyth i Gaerdydd mewn ambiwlans i ddechrau triniaeth, ac wedyn gwrthod gadel imi gerdded o'r ambiwlans i'r ward ar fy mhen fy hun, ond yn hytrach fy *wheelio* i mewn ar *stretcher*, ro'n i wir yn meddwl bod pawb yn mynd dros ben llestri. Dim ond 24 awr ynghynt, ro'n i yn yr ysgol yn chware tennis bwrdd, a nawr ro'dd pobl yn fy nhrin i fel bom a o'dd ar fin ffrwydro. Ro'n i wir yn meddwl bod pawb yn *insane*.

Dysgais chwe mis yn ddiweddarach – ar ôl i cemo rhif 1 fethu – bod y tiwmor mor fawr ar y cychwyn nes ei fod o'n gwasgu ar f'ysgyfaint i, a chanlyniad hyn o'dd niwmonia. Ro'dd hyn yn esbonio'r *smoker's cough*, ac ro'dd e hefyd yn esbonio pam 'nes i golli fy archwaeth bwyd a cholli shwt gyment o bwysau, oherwydd ro'dd y tiwmor yn gwasgu ar fy stumog i hefyd. Ar ben hynny, galle un symudiad anghywir fod wedi torri'r cylchrediad yn un o brif wythiennau fy nghalon i. A-ha, felly dyna pam ro'dd pobl yn fy nhrin i fel bom.

Wedi imi ddysgu 'mod i efo cancr, 'nes i ddelio efo pethe'n ocê. Pan y'ch chi'n wynebu rhywbeth sy'n cymryd drosodd eich bywyd chi i gyd, sdim lot gallwch chi ei wneud ond *crack on with it*. Ar y pryd, do'n i ddim yn gweld cancr fel bygythiad i fy mywyd i, er ei fod e. Yn hytrach, 'nes i weld yr holl beth fel anghyfleustra enfawr. Ro'dd pawb yn cael partïon i ddathlu troi'n ddeunaw, ac ro'n inne wedi bwriadu cael un fy hun. Ro'dd fy ffrindiau'n cael hwyl yn y Chweched, yn edrych ymlaen at gael mynd i'r brifysgol, ac ro'n i wir jyst yn grac nad o'n i'n gallu gwneud hynny hefyd. Felly pan o'dd pobl yn dod i 'ngweld i yn yr ysbyty ac yn crio, ro'n i'n ffeindio hynny'n rili od, achos do'n i ddim yn meddwl am ddifrifoldeb y sefyllfa. Ro'n i jyst yn meddwl, 'Wel, mae hyn yn *shit*. *Let's just get on with it'* oherwydd beth arall allwn i wneud? Yr unig opsiwn o'dd cario mlaen a pheidio â meddwl am y pethau negyddol.

Y broses o ganfod y diagnosis cywir
Un o'r pethau cynta ddywedodd y meddygon o'dd, 'Don't worry, this is the most common cancer amongst young people. You'll be treated within six months'.

Hmmm, dyw 'na ddim mor wael â hynny, meddyliais. Er eu bod nhw'n 99% sicr ar y dechrau bod gen i Hodgkin's Lymphoma, ro'dd yn rhaid rhedeg profion i fod yn 100% sicr cyn dechrau ar y cemotherapi. Felly, ar ôl i feddygon fy mhrocio i efo nodwyddau dro ar ôl tro, ro'dd yn rhaid imi fynd i'r theatr i gael fy agor er mwyn ffeindio'n iawn beth o'dd y cancr. Digwyddodd hyn ar y 4ydd o Hydref, tua wythnos i mewn i fy arhosiad cynta yn yr ysbyty, ddiwrnod yn unig cyn imi droi'n ddeunaw.

Diolch byth, 'nes i ddod allan o'r theatr efo'r diagnosis terfynol, yn ogystal â thiwb allan o f'ysgyfaint. Am 24 awr ar ôl y driniaeth, ro'dd rhaid imi gario bwced o'dd ynghlwm â pheipen efo fi i bobman er mwyn gwagio'r hylif o f'ysgyfaint. I dorri stori hir yn fyr, 'naeth y meddyg gyffwrdd yn f'ysgyfaint pan o'n i dan anaesthetig, ac fe arweiniodd hyn at achos o *collapsed lung*. Ro'n i ar shwt gyment o *painkillers*, ro'n i'n credu bod cael bwced llawn *lung juice* yn *absolutely hilarious!* Ond ro'n i'n poeni ychydig wrth feddwl am fy ffrindiau. Ro'n nhw'n dod i 'ngweld i'r diwrnod wedyn gan ei bod hi'n ben-blwydd arna i, ac ro'n i'n reit siŵr na fyse pawb yn credu bod cario bwced llawn *lung juice* mor ddoniol â fi.

Diolch byth, 'nes i godi'r bore wedyn. Er 'mod i'n teimlo'n shit, efo'r pen tost mwya uffernol, 'naeth nyrs ddod â *painkillers* imi, a'r newyddion y byddai'r doctor rownd mewn awr i dynnu'r tiwb. A dyna'n union beth 'naeth hi! Ro'n i'n eistedd fyn'na ar fy ngwely ysbyty ar fore fy mhen-blwydd yn ddeunaw, a'r doctor *literally*'n tynnu'r tiwb o fy nghorff. Mae hyn yn dal i fod yn un o'r teimladau mwya *bizzare* dwi erioed wedi ei deimlo! Y peth yw, dwi'n dal i chwerthin dros y peth achos mae o'n rhywbeth mor anffodus, ond eto'n ffyni.

Y driniaeth

Cyn dechrau'r cemo, do'dd dim clem 'da fi beth o'dd e. Dysgais efo amser taw bag llawn hylif tebyg i sudd oren wedi mynd off yw e, ac ro'dd e'n cael ei bwmpio mewn i 'nghorff i ac yn gwneud pob math o bethau od imi. Ar ôl tri mis, mi es am sgan i ddarganfod a o'dd y cemo yn gweithio ai peidio. Y gobaith efo'r sgan 'na o'dd iddo fod yn glir, ac y byddwn wedyn yn gallu parhau efo'r cemo am dri mis arall. Ar ôl hynny, byddwn yn rhydd. Ond yn anffodus, dangosodd canlyniadau'r sgan hwnnw fod y cancr wedi gwaethygu. Dyna lle'r o'n i'n ddeunaw oed, yn wynebu dau cemo cryfach am chwe mis arall, a'r cancr yn dal i waethygu. Ro'n i'n grac, yn ddiamynedd, yn foel, ac wedi cael llond bol ar anhrefn yr ysbyty a'r system.

O edrych yn ôl dros fy mhrofiad i, ro'dd hwn yn wir yn gyfnod gwael, ond ar y pryd, ro'n i'n dal i gredu bod rhywun arall yn ei chael hi'n waeth. Ro'dd bod ar ward cancr i bobl ifainc yn beth da – yn rhoi cyfle i gwrdd â phobl a o'dd yn deall beth o'ch chi'n mynd trwyddo. Ro'n ni'n gallu siarad am ein profiadau a gwneud pethau efo'n gilydd i basio'r amser. Ond beth o'dd hyn hefyd yn ei wneud o'dd eich gwneud chi'n ymwybodol o ddifrifoldeb sefyllfaoedd pawb. Ro'ch chi'n gweld eich ffrindiau yn mynd trwy bethau na ddylse pobl o oedran mor ifanc orfod mynd trwyddo. Profi strôc, sepsis, colli coes, gorfod dysgu cerdded eto, colli gwallt... colli bywyd.

Gallaf gyfri ar fwy nag un llaw y nifer o ferched ifainc o'n i'n ffrindiau efo nhw ar y ward, ond sydd ddim yma bellach. O hyn, daw agwedd arall ar ddelio â chancr – rhywbeth dwi'n dal i'w ffeindio'n anodd ei ddeall hyd heddiw, sef euogrwydd goroeswyr. Mae'n rhywbeth sydd wir yn effeithio arna i weithiau; yn gwneud imi deimlo'n drist, yn euog, ac yn gwneud imi deimlo fel dylse fi fod yn byw bywyd i'r eithaf nawr 'mod i'n well. Ond mae hyn yn beth dryslyd hefyd oherwydd y gwir ydi, mae byw bywyd fel ydw i nawr – heb gancr, heb orfod llyncu deugain tabled y dydd, heb diwb yn dod allan o f'ysgyfaint – yn rhywbeth i'w ddathlu ynddo'i hun, nag yw e? A sdim angen byw bywyd eithafol, yn neidio allan o awyrennau ac yn rhedeg marathons, oherwydd fel dwedes i, mae byw heb gancr yn ddigon i'w ddathlu ynddo'i hun.

Felly, a bod yn hollol onest, o'dd amser fi 'da cancr yn eitha *low-key* a *chillaxed*. 'Nes i dderbyn newyddion drwg dro ar ôl tro, do. Ond 'nes i hefyd dreulio'r rhan fwyaf o fy amser i gatre, yn gwylio Netflix, ar y traeth efo Mam neu yn cael *bubble bath* bob dydd, pan o'dd rhai pobl ifainc eraill yn treulio blwyddyn lawn yn yr ysbyty, yn ymweld â gatre am un neu ddau o ddiwrnodau ar y mwya ar y tro. Er 'mod i'n teimlo'n sâl yma ac acw, a wir yn teimlo'n ddiflas, ro'dd lot o hyn yn ymwneud â'r ffaith 'mod i'n hollol *bored*. Fel dwedes i, ro'dd y ddwy flynedd efo cancr yn hollol anghyfleus, oherwydd ro'n i'n ddigon da i dreulio amser gatre, ond ro'dd hi'n ormod o risg i wneud pethau 'normal', fel bod o gwmpas nifer o bobl a mynd i'r ysgol.

Chwarae teg i Mam, *absolute hero* trwy gydol y cyfnod. Pryd bynnag ro'n i'n teimlo'n ddiflas, ymateb Mam o'dd, 'Reit 'te, be ti isie neud? Lle ddylsen ni fynd?' Gollwng popeth am ddwy flynedd, dyna 'naeth Mam. Rhoi ei holl amser i edrych ar f'ôl i, cadw fi'n *amused*, gwneud *arts and crafts* efo fi, prynu hufen iâ mewn lle Services yn Abertawe, a ffeindio *cravings* bwyd *weird* fi. Dau beth mae cemotherapi yn ei wneud ichi yw:

1) Gwneud ichi deimlo'n gyfoglyd.

2) Newid blas bwyd.

Felly, dyma'r *highlights* o'r bwydydd ro'dd yn rhaid i Mama Fran chwilio *high and low* amdanyn nhw:

- Creision hallt *ridged* (*ridged* yn benodol – do'dd dim gwead arall yn dderbyniol)

- Korma cyw iâr

- *Wafers* pinc

- Diod Weetabix siocled

- Giant Chocolate Buttons

- A dau – dim un, ond *dau* – *croissant* a jam i frecwast bob bore.

Efo ychydig o geisiadau eraill wedi eu taflu i mewn hefyd, dyma ddim ond un o'r miliwn o ffactorau y mae rhiant yn gorfod eu hwynebu i helpu eu plentyn trwy amser diflas. *What a pure legend* o'dd Mama Fran.

Yr opsiwn olaf

Ar ôl i cemo rhif 3 beidio â gweithio, ro'dd rhaid imi gyflwyno cais i Fwrdd Iechyd Hywel Dda yn gofyn iddyn nhw ariannu cyffur newydd a o'dd yn cael ei dreialu ar y pryd o'r enw Brentuximab. Deallais fod y cyffur hwn yn targedu'r celloedd cancr yn unig, ac nad o'dd e'n rhoi'r holl sgileffeithiau mae cemo yn ei roi ichi. Yn un peth, dydych chi ddim yn colli eich gwallt, ac ro'dd hynny ynddo'i hun yn ddigon i wneud imi fod isie ei drio. Ond ro'dd storïau eraill yn datgelu hefyd fod y cyffur yn rhoi iachâd i bobl ar ôl tri dos yn unig!

Diolch byth, cytunodd y Bwrdd Iechyd i dalu am y cyffur, a hynny gan nad o'dd dim un driniaeth cyn hynny wedi gweithio imi. *And lo and behold*, mi 'naeth yr union beth a ddigwyddodd i'r rhai eraill efo'r cyffur hwn ddigwydd i mi. Cefais sgan ar ôl dau ddos, a daeth y canlyniadau yn ôl yn bositif, a hynny am y tro cynta. Ro'dd y sgan yn glir!

Ond cyn ichi godi eich gobeithion, yn anffodus, nid o'dd hyn yn ddigon. Gan fod fy nghancr i mor anodd cael gwared arno, ro'dd y meddygon yn credu bod yna siawns uchel y byddai'r cancr yn dod yn ei ôl. Felly i ddatrys y broblem yma, ro'dd yn rhaid cael gwared â'r system imiwnedd a adawodd i'r cancr ddatblygu y tu mewn i 'nghorff i yn y lle cynta. A'r unig ffordd i dderbyn system imiwnedd newydd o'dd cael trawsblaniad mêr esgyrn (*bone marrow transplant*).

Hon fu'r driniaeth fwya diflas a phoenus mewn gwirionedd. Cyn manylu, dweda i i ddechrau bod yn rhaid dibynnu ar rywun arall i roi eu bôn-gelloedd (*stem cells*) er mwyn derbyn y driniaeth yma sy'n achub bywydau. Felly, os nad oes rhywun efo'r un math o gelloedd â chi ar y rhestr bôn-gelloedd, maen nhw weithiau'n gorfod bod ar y rhestr aros am fisoedd cyn clywed dim. Plis, plis, plis; edrychwch ar yr elusen Anthony Nolan. Mae'r broses o ddarganfod a ydych yn fatsh i glaf mewn angen yn cymryd llai na dwy funud, ac mae'r broses o roi eich bôn-gelloedd wedyn yn ddi-boen. Yn f'achos i, ro'n i'n lwcus bod gen i fatsh bôn-gelloedd perffaith yn fy mrawd i, felly cefais y fraint o dderbyn triniaeth yn syth.

Mae derbyn trawsblaniad mêr esgyrn yn eitha *anticlimactic*. Nid triniaeth fawr yw hi, ond proses hir o roi lot o cemo sy'n bygwth bywyd i mewn i'ch corff i ladd yr holl gelloedd, ac wedyn, r'ych yn derbyn trwyth (*infusion*) o fôn-gelloedd. Beth sy'n hynod ddifrifol am y broses i gyd yw'r dos enfawr o cemo r'ych yn ei dderbyn, ac mae'n cael effaith wael iawn ar eich corff. Sdim ots faint ro'n i isie trio bwyta, o'n i'n teimlo'n sâl. Bob tro ro'n i'n trio chydig o swˆp, ro'n i'n ei chwydu e'n ôl allan yn syth. Ro'dd hi'n anodd cysgu, ac ro'dd gen i geg llawn wlserau a o'dd yn ei gwneud hi'n anodd siarad. Hyn gafodd yr effaith fwya difrifol ar fy nghorff, ac mae cannoedd o bethau'n gallu mynd yn anghywir ac yn medru bygwth eich bywyd.

Mae gen i gant a mil o storïau alla i eu dweud am y profiad o aros mewn *isolation* am fis, heb doiled na chawod (*picture a sink wash and a poo pot*). Ond yr un peth dwi isie ichi ei gofio ar ôl darllen hwn yw taw chi yw'r ateb i achub bywydau pobl â chancr y gwaed. Y profiad *disgusting* hwn yw beth achubodd fy mywyd i. Ond mae dwy fil o bobl yn y Deyrnas Unedig yn aros am drawsblaniad mêr esgyrn bob blwyddyn. Maen nhw'n dibynnu ar eraill i roi eu bôn-gelloedd. Heb godi ymwybyddiaeth am ba mor hawdd yw hi i achub bywyd rhywun efo cancr y gwaed, mae pobl yn marw wrth aros am y driniaeth.

Y fan a'r lle

Erbyn hyn, mae pum mlynedd wedi bod ers imi gael diagnosis o gancr y gwaed. Fe 'nes i gyflawni beth o'n isie drwy gydol fy nhriniaeth i, sef mynd i'r brifysgol. Yn haf 2018 graddiais efo gradd Dosbarth Cyntaf ym Mhrifysgol Birmingham, a gofynnwyd imi roi araith yn fy seremoni raddio. Ro'dd hyn yn brofiad anghredadwy – siarad o flaen dwy fil o bobl am fy mhrofiad o oresgyn clefyd sy'n bygwth bywydau. Hefyd yn 2018 fe 'nes i lansio ymgyrch i godi ymwybyddiaeth am bwysigrwydd rhoi bôn-gelloedd (www.thegreatorchestraadventure.com), ac ers hynny, dwi wedi derbyn fy swydd gynta yn Llundain yn gweithio mewn asiantaeth PR.

Mae profi cancr yn teimlo fel blynyddoedd yn ôl, ond ar yr un pryd yn teimlo fel ddoe. Dwi'n dal i feddwl llawer am y profiad, ac am faint o waith sydd angen ei wneud eto i godi ymwybyddiaeth am roi bôn-gelloedd. Mae ffordd i fynd eto mewn codi ymwybyddiaeth am sut i adnabod symptomau cancr mewn pobl ifainc hefyd.

Dwi'n un o'r rhai lwcus; dwi wedi dod allan yr ochr arall,

yn byw bywyd hollol 'normal', heb unrhyw sgileffeithiau ymledol hir dymor, ac mae hyn yn rhywbeth dwi mor ddiolchgar amdano.

I walked a mile with Pleasure,

She chatted all the way;

But left me none the wiser

For all she had to say.

I walked a mile with Sorrow,

And ne'er word said she;

But oh! the things I learned from her

When Sorrow walked with me.

Robert Browning Hamilton

Rhubanau sidan

… trodd y gorbryder yn iselder. Y gosb eithaf.

CARYL BRYN

Eistedd y tu ôl i lyw, â'ch troed ar y pedal – yn rasio ar gyflymder o dros gan milltir yr awr drwy ardal 30 m.y.a. a hitha'n ddrycin. Yr un owns o reolaeth dros y llyw na'r brêc, a'r weipars ddim yn gweithio – fyth yn gweithio. Daw'r glaw yn rhubanau sidan dros y *windscreen* yn araf, araf. Er bod mellt a tharanau, yn rhyfedd, gyrra ddiffyg nerth a diffyg gobaith feddwl yr unigolyn i weld y mymryn ecstasi yn y pethau bychain.

Gweld rhubanau sidan mewn storm ydi bywyd.

14 oed
Ai'r tŷ ynteu'r wybren sy'n symud? Ma pob adeilad yn edrach fel tasa fo'n mynd ar garlam mewn cylch pan dach chi'n gorfadd yn y gwely.

Yn y meddylia gorathronyddol bach gwirion fel'na y dechreuodd o, dwi'n meddwl.

Os es i'r bàth neithiwr, mond Femfresh a mymryn o Charlie fydd ei angen bora 'ma, medda fi wrtha fi'n hun.

Mi o'dd hynny'n groes i 'nghymeriad i; mi fyddwn i ar fy mhen yn y gawod am chwech bob bore fel rheol, yn seis 16 hyderus â'r gwallt du, du, a'r lipstic coch yn drwch i gadarnhau hynny.

Rhaid imi gofio mai ar ochr chwith 'y nghorff i ma'r label nicar yn mynd neu bydd y blaen yn rhy uchel ar 'y mol i a'r cefn yn rhy isal ar 'y nhin i a 'sa hynny'n uffernol taswn i'n gwyro a rhywun yn gweld gwaelod 'y nghefn i.

Dwi'n ama mai drwy'r gorbryderon bach y datblygodd o.

Trodd gwreiddiau 'ngwallt yn lliw llwch a throdd y lipstic coch yn Blistex i droi'r gwaed o frathu gwefus yn esgus o lipstic – dim ond i adlewyrchu'r mymryn o gymeriad a oedd ar ôl yn fy nghyfansoddiad, yn rhywle. Yn araf, araf, yn greulon o araf, fel tasa fo'n chwara mig, a gobaith fel procar yn corddi tân glo yn sgil ei chwarae, bob tro. Yn ecstasi gwyllt cyn i'r mwg fygu.

Trodd y ferch seis 16 hyderus yn seis 24 yn afiach o sydyn. Boreau yn hanner awr frysiog o sglaffio bisgedi siocled a'u cadw'n arf rhag pob gorbryder bach a ddeuai o awr i awr mewn diwrnod yn yr ysgol. Yr ysgol – mi fues yn hapus yno am gyfnod, gyda ffrindiau nad oedd yn sylwi arna i'n llithro; ffrindiau a roddodd y wên fwya ar fy wyneb mewn unrhyw sefyllfa. Am bob ffrind, roedd gelyn – gelyn gwneud. Am bob ffrind, safai gelyn dychmygol fel cysgod yn barod i'w lyncu – llyncu bob un nes dod yn fyddin dreisgar i'm llyncu a 'ngwthio i lithro'n bellach a phellach nes troi'n ronyn o lwch.

Eistedd ym mlaen dosbarth yn argyhoeddi fy hun fod pob un wan jac a oedd yn eistedd y tu ôl imi'n trafod ac yn chwerthin am ben fy lympiau o fraster o dan linell fy mra, a phoeni a oedd chwys tin i'w weld ar y gadair neu bwy oedd yn mynd i luchio carreg ata i o gefn y dosbarth. Ni ddaeth y garreg fyth. Trodd y chwys tin nad oedd yn bodoli'n chwys o 'nghorun i'm sawdl ond 'y nghorff i'n oer, oer, a phwysau poen y byd ar fy mrest a'r ystafell yn chwyddo a sŵn lleisiau yn llethol – fel sefyll yn noeth yng nghanol stadiwm bêl-droed.

Dyna fy mhanic atác cynta.

16 oed

Sefyll yn noeth yng nghanol stadiwm bêl-droed fu pob dydd wedi hynny, ond llwyddo i wneud cyswllt llygaid ag ambell ffrind yn y dorf bob hyn a hyn a chilwenu a chwerthin – chwerthin rhubanau sidan mewn storm.

17 oed

Treiglodd y blynyddoedd yn rhubanau sidan yn dawnsio'n groes i'r gwynt, nes trodd y gorbryder yn iselder. Y gosb eithaf.

18 oed

Rhaid 'mi ddeud wrth hwn 'mod i'n brifo wrth godi o 'ngwely'n bora. Ond eto, dwi'm isio deud hynny neu deud wrtha i am golli pwysa neith o, neu 'ngyrru fi am ryw brofion pellach a ffeindio bod 'na 'wbath corfforol arna i yn ogystal â blydi iselder. Dduda i wrtho fo nad oes gen i fynadd efo dim yn yr ysgol. Ond eto, pwy sy gin fynadd efo unrhyw beth yn yr ysgol? Dduda i wrtho fo fod 'y mhen i'n gwaedu a 'mod i'n colli 'ngwallt. Ond eto, ma 'na bobl mewn sefyllfa waeth na fi. Mi dduda i wrtho fo'n blwmp ac yn blaen 'mod i 'di colli'r awydd i fyw er mwyn ei ddychryn o a fydd yn rhaid iddo fo fy helpu i wedyn. Ond eto, dwi'm isio bod yn morbid, chwaith.

'I'm, err, I've got a problem with my... I'm not sleeping well and I'm worried that it may be a bug. It's not a bug it's...'

'Rôl y chwithdod chwilio am eiriau, dod o hyd i ddigon ohonyn nhw'n frics i adeiladu twr o broblemau ac yna, rhif ffôn y Samariaid a phapur presgripsiwn.

21 oed

Cold turkey – lluchio bob un wan jac o'r tabledi i lygad y storm a'u gwylio nhw'n wylanod yn dartio ar hyd y traeth a'r gorwel fymryn yn nes na'r arfer, ac yna'n ôl i'r stadiwm bêl-droed yn noeth ac yn dawnsio. Nid dawnsio gwneud fel pob cil-wên a chwerthin ffals a fu ar hyd y blynyddoedd, ond dawnsio i guriadau'r mellt a tharanau a chwifio rhubanau sidan fel dau fys ar y fyddin o gysgodion yng nghanol y dorf. Dawnsio nes bod fy llygaid yn gwenu a 'nghalon i'n chwerthin ac yna, bu farw Dad.

Nid chwarae mig a wnaeth o'r tro hwn ond cnocio ar ddrws yr aelwyd cyn gwthio mwg du trwy'r blwch postio a gadael ei staen ar hyd y waliau. Fe ddaeth â'i fyddin o gysgodion gydag o i'n gwylio ni'n slei rhwng y brwyn y tu allan, a chuddio yng nghypyrddau'r ystafelloedd gwely a syllu arnaf pan nad oeddwn yn gallu cysgu.

Er fy mod i dan yr argraff fy mod i wedi ymgyfarwyddo â galar drwy gyfrwng nofelau, ysgrifau a'r mymryn lleiaf o brofiad, doeddwn i ddim, a dydw i rioed wedi darllen na chlywed neb yn siarad yn amrwd ynghylch y gwirionedd am farwolaeth a galar.

13. 11. 17 – y noson y bu 'nhad farw.

Onid oedd rysáit i gyrraedd drwy'r blwch post? Pwy a ŵyr beth oedd yn rhaid ei wneud nesa a pham fod Duw, neu be bynnag sy'n cipio anadl ola Dyn yn gwneud hynny heb roi gwybod beth i'w wneud wedyn? Fel disgwyl i rywun adeiladu silff lyfrau o Ikea heb gyfarwyddiadau a dim ond morthwyl.

★

Yn chwil, cymerais gamau babi bach i fyny grisiau'r aelwyd y noson honno, a gwrando ar bob gwich yn atseinio atgof wrth glywed pob un, a gwywo. Cyrraedd y top a gorwedd am ennyd wrth ddrws ei ystafell wely a'r drws yn gilagored, ei wely yn dal heb ei wneud ers iddo gysgu ynddo'r noson gynt, ac ogla Lynx yn dal i lenwi'r tŷ. Crio nes crynu, a'm corff yn ei argyhoeddi'i hun fod Dad yn dal y tu ôl i gil y drws yn cysgu, fel y gallwn innau drio cysgu cyn gorfod wynebu petha. Wynebu petha, go iawn, y bore wedyn.

Dyna oedd y peth gwaetha am fisoedd wedyn – deffro wedi anghofio beth oedd wedi digwydd, a'r meddwl, yn ddigon siŵr, yn f'atgoffa i'n union fod fy nhad wedi marw. Gweld ei gorff marw, ei gorff yn yr arch, ei lygaid – pob llun fel ffilm arswyd sydyn yn procio'r cof, a'r corff yn sgrechian wedi'i gwylio.

Y bore wedyn, bu'n rhaid imi ofyn i Mam gadarnhau beth oedd wedi digwydd oherwydd doedd o'm yn wir, i mi. Roedd ei sgidia, ei gar a'i ogla'n dal ar yr aelwyd a'i gadair yn dal yn gynnes. Wrth eistedd ynddi'n annifyr, teimlo poen o waelod fy nghefn yn troi'n gur yn fy mhen, fy llygaid yn cochi a'r ystafell yn troelli ac yna sgrech, a maeddu fy hun cyn rhedeg i'r ystafell folchi i guddio'r cywilydd. Yna wynebu haid o boblach gydymdeimladol a finna'n gwybod yn iawn, y tu ôl i'r wên ffals, 'mod i newydd gachu yn fy nhrowsus ac y byddai galar yn daith hir a llethol.

★

Wedi'r cynhebrwng a'r holl betha ma Duw yn ei ddeud wrth rywun am eu gwneud yn sgil marwolaeth, mi aeth teulu a ffrindiau'n ôl i'w rwtîn 9 tan 5, ac yn ôl i boeni am waith a'r pethau bychain nad oes, mewn gwirionedd, angen poeni amdanynt. Nid fy mod i'n gweld bai arnyn nhw. Mi ydw innau wedi gwneud yr union beth wedi imi weld ffrind yn colli rhywun agos. Mae'r dywediad ystrydebol yn wir; nid oes unrhyw un yn gwybod beth ydi galar nes iddyn nhw wir ei brofi.

Dyna pryd y trodd y galar yn iselder.

22 oed

Mae'r fyddin o gysgodion yn procio'r tân bob hyn a hyn, a'r tân yn fwy o fflama nag y buodd erioed, weithia. Ond dwi'n eu nabod nhw, yn nabod eu ffyrdd nhw fel ma rhywun yn cydnabod pa frwsh dannedd sydd bia pwy yn y tŷ.

Wrth deimlo'r mymryn ecstasi yn y pethau bychain, dônt yn fyddin ddu a'u llygaid yn wyn, wyn yn trywanu'r enaid, ond mae'r co'n cynnal ac yn eu bygwth â'r atgof bychan o luchio'r tabledi i'r gwynt a hwythau'n wylanod yn dartio ar hyd y traeth. Yna, cofleidio'r mymryn ecstasi, rhoi pâr newydd o sgidia ar fy nhraed a mynd am y traeth.

Dyna oblygiadau'r gwrthod presgripsiwn a'r cwnsela. Byw a dygymod efo'r felltith a gwneud hynny gyda gwên nad ydyw'n ffals... gwên o rubanau sidan mewn storm.

Dwi'n fodlonach nag y bues i erioed, erbyn hyn. Nid 'hapusach' oherwydd dwi'm yn ama na fedar neb fod yn hapus drwy'r adeg, ac mae 'na rywbeth heddychlon mewn dim ond bodloni. Drwy fodloni, daw hapusrwydd yn fwy o ecstasi, a'r iselder a'r galar yn llai o ergyd.

★

Eistedd y tu ôl i lyw, â'ch troed ar y pedal, yn rasio ar gyflymder o dros gan milltir yr awr drwy ardal 30 m.y.a. a hitha'n ddrycin. Yr un owns o reolaeth dros y llyw na'r brêc, a'r weipars ddim yn gweithio – fyth yn gweithio. Daw'r glaw yn rhubanau sidan dros y *windscreen* yn araf, araf. Er bod mellt a tharanau, yn rhyfedd, gyrra diffyg nerth a diffyg gobaith feddwl yr unigolyn i weld y mymryn ecstasi yn y pethau bychain.

Gweld rhubanau sidan mewn storm ydi bywyd.

Ac wedi'r ddrycin, daw'r rheolaeth yn ôl. Daw'r haul i sychu'r gongol fach o'r ffenestr front, a thu hwnt i'r bryntni, daw gwyrddni'r gerddi'n galeidosgop cynnes a'r lôn yn daith o 'mlaen i, nid craith wedi'i gosod i 'mygwth i wibio am ei diwedd a'r diwedd ddim yn dod. Os daw drycin eto i'm rhan, rhaid rhoi terfyn ar y daith, dros dro, ac atal y traffig a thynnu fy nillad a dawnsio ymysg y gwylanod sy'n dartio a bygwth y byd â gwên o rubanau sidan nes dychwelyd, unwaith yn rhagor, ar y daith.

'Hope is a good thing,
maybe the best of things;
and no good thing ever dies.'

The Shawshank Redemption

Ebrill 2017

Rhaid imi gofio fy mod mewn stafell lawn pobl, a bod rhaid imi geisio fy ngorau glas i guddio'r ffaith bod 'na gorwynt ffyrnig yn cylchdroi yn fy mhen.

ELIS DERBY

Deffraf o gwmpas 7:30 y bore, sy'n rhoi digon o amser imi baratoi at ddiwrnod arall yn y brifysgol. Cyn imi gael y cyfle i agor y llenni hyd yn oed, dwi'n sylwi ar y bocs o dabledi Sertraline wrth ochr fy ngwely, sy'n fy atgoffa'n syth o'r cyflwr sydd gen i o hyd. *Anti-depressants* ydi'r rhain – er, 'swn i'm yn dweud fy mod yn dioddef o iselder. Wedi dweud hynny, maen nhw'n lleihau lefelau gorbryder, a 'sa'n well imi ddilyn cyfarwyddiadau'r doctor.

Penderfynaf fod yn rhaid imi fynd i ymolchi, a dwi hanner ffordd i fyny'r grisiau gyda'r bwriad o gael cawod pan dwi'n cael be dwi'n ei alw yn 'ymosodiad meddyliol'. Rhewaf yn fy unfan wrth i'r ofn a'r pryder gydio ynof, a 'ngadael yn cydio yn rheiliau'r grisiau. Arhosaf i'r teimlad basio. Fel y disgwyl, mae'r meddyliau'n setlo'n raddol, a dwi'n ffeindio'r hyder i allu parhau i gerdded i'r gawod. Dwi'n gallu ebychu'n reit uchel pan dwi'n cael y pyliau hyn – gobeithio nad ydw i wedi deffro neb! Yn hwyrach wedyn, caf ambell 'feddwl drwg' wrth imi bacio fy mag yn barod i'r coleg; darluniau o weld aelodau o fy nheulu yn cael eu hanafu'n ddifrifol mewn damwain car, er enghraifft. Dwi'n ymwybodol mai dim ond ffrwyth fy nychymyg sy'n achosi'r rhain, ond dwi'n dal i boeni, ac yn brwydro i geisio dileu'r fath ddarluniau o fy mhen. Am yr eilwaith ers deffro, dwi mewn sefyllfa o ddisgwyl i fy meddwl setlo ar ôl cyrraedd berwbwynt... a dydi hi ddim hyd yn oed yn wyth o'r gloch eto!

Dwi'n mentro allan o'r tŷ am 8:32 y bore. I berson cyffredin, 25 munud o daith gerdded ydi hi i gyrraedd y coleg. Ond yn fy achos i mae'r daith yn dibynnu'n llwyr ar sut mae fy meddwl i'n penderfynu bihafio. Cyn imi allu cyrraedd pen y stryd, dwi'n cael pwl rhyfedd arall, yn union fel yr un a gefais ar y grisiau'n gynharach. Yn hytrach nag ymddwyn yn aflonydd ar gornel stryd, eisteddaf ar fainc gyfagos a chyfleus er mwyn pwyllo. Aiff wyth munud heibio, ac alla i'm gweld fy hun yn cyrraedd fy narlith mewn pryd, yn enwedig yn y stad dwi ynddi ar y funud. Estynnaf fy ffôn o 'mhoced, ac ordro tacsi. Cyrhaedda'r Uber funudau'n ddiweddarach.

"University of Salford, please," meddwn wrth gamu i mewn i'r cerbyd.

"You serious? Jesus, it's only over there," ateba'r gyrrwr yn bigog, gan bwyntio i gyfeiriad Peel Park a rhegi dan ei wynt.

"Yeah, cheers," dywedaf innau'n ôl.

Ar y pwynt yma, 'swn i wrth fy modd yn esbonio fy nghyflwr mewn manylder iddo, a pham ei bod hi'n anodd iawn i rywun fel fi wneud gweithgareddau digon syml, megis cerdded i'r gwaith yn ddi-strach. Byddai hynny'n siŵr o'i adael o'n teimlo'n annifyr ac yn difaru ei ymddygiad pigog.

OCD, neu Obsessive Compulsive Disorder yw enw'r salwch hwn sy'n effeithio ar fywydau 750,000 o drigolion Prydain heddiw. Yn fy achos i, dwi'n gorfeddwl y pethau bychain, sydd wedyn yn arwain at golli cwsg, diffyg hyder, a mynd o flaen gofid. Dwi'n ei ffeindio hi'n anodd iawn ymlacio a gallu mwynhau fy hun ar adegau, ac mae'n rhywbeth sydd wedi effeithio arna i ers imi fod yn bymtheg. Penderfynais beidio â dweud dim, ddim hyd yn oed diolch, wrth imi gamu allan o'r car rhyw bum munud wedyn o flaen adeilad y New Adelphi.

Aeth yr awr nesaf heibio heb unrhyw drafferthion o gwbl. Dim symptomau amlwg, dim un o fy 'meddyliau drwg' a dim unrhyw anhwylder o unrhyw fath. Mewn geiriau eraill, roedd hi'n awran braf iawn. Roedd gen i ugain munud tan y seminar nesaf, felly penderfynais fynd i nôl tamaid bach i fwyta. Dwi'm yn un da am allu cwblhau prydau bwyd. Am ryw reswm, mae fy symptomau ar eu gwaethaf pan dwi'n bwyta, sy'n anghyfleus iawn i rywun sydd mor hoff o'i fwyd. Ers ambell wythnos dwi wedi mynd i'r arferiad peryglus o *osgoi* bwyta yn achlysurol, fel ffordd o beidio â gorfod dioddef fy symptomau. Dwi'n ymddangos yn fwy gwelw, ac yn llawer teneuach na'r arfer o achos hyn. Mae'r rhain yn f'atgoffa o'r effeithiau y mae OCD yn ei gael arna i, bob tro dwi'n digwydd gweld fy adlewyrchiad yn y drych.

Cyrhaeddaf fy seminar yn brydlon. Eisteddaf i lawr, gan estyn fy llyfr nodiadau a'i osod ar y bwrdd o fy mlaen. Heddiw rydym yn gwrando ar enghreifftiau o ganeuon o'r ganrif ddiwethaf, sy'n defnyddio technegau *modal writing*. Dwi'n cymryd diddordeb mawr yn y pwnc ac yn nhrafodaethau'r stiwdants a'r tiwtor, tan imi ddechrau teimlo fy meddwl yn cynhyrfu yn raddol eto. Rhaid imi gofio fy mod mewn stafell lawn pobl, a bod rhaid imi geisio fy ngorau glas i guddio'r ffaith bod 'na gorwynt ffyrnig yn cylchdroi yn fy mhen. Yn lwcus i mi, dim ond am gyfnod byr y bu'r corwynt yn chwythu y tro hwn, a chyn pen dim, dwi'n medru cyfrannu i drafodaethau'r seminar, fel tasa dim byd wedi digwydd.

Mae'n un o'r gloch cyn imi droi rownd, sy'n golygu fy mod yn rhydd i fynd adra. Dwi'n teimlo fymryn gwell nag oeddwn i'r bore 'ma, a dwi'n ffeindio'r hyder i gerdded yn ôl yr holl ffordd i'r tŷ. Caeaf y drws ar fy ôl, gan dynnu fy esgidiau a'u gosod yn daclus yn erbyn wal y cyntedd. Gwelaf fod 'na lanast wedi ei adael ar ôl gan yr hogiau yn y gegin. 'Sgen i'm problem clirio llanast fy hun, ond dwi'n twtio ar ôl pobl eraill yn aml iawn. Dwi'n ei anwybyddu tro 'ma, sy'n boen meddwl i rywun sy'n hoffi byw mewn amgylchedd glân. Ond mae'n aberth dwi'n fodlon ei wneud, cyn belled â bod rhywun arall yn codi oddi ar eu tinau a gwneud rhywbeth defnyddiol am unwaith.

Braf ydi cael bod yn ôl yn fy stafell, yn eistedd i fyny ar y gwely ac yn taro golwg dros rwydweithiau cymdeithasol, gyda record David Bowie yn atseinio yn y cefndir. Am y tro cyntaf ers codi ben bore, dwi'n gallu ymlacio. Mae cerddoriaeth yn rhywbeth sydd wastad â'r gallu i fy rhoi mewn hwyliau da – gan ddibynnu ar y *genre* wrth gwrs. Anghofiaf am bopeth o bwys wrth i'r seiniau swyno fy nghlustiau. Dwi'n ei hystyried yn ffordd o ddianc o realiti bywyd am gyfnod byr, nes bod y gân yn dod i ben, a dwi'n pwyso Replay. Anaml iawn y mae'r symptomau yn amharu arna i tra bod gen i gerddoriaeth yn chwarae – dyma'r peth agosa sydd gen i at therapi! Pan mae'r gerddoriaeth yn dda, 'sgen i'm byd i boeni amdano.

Dwi'n ymwybodol bod hogiau'r tŷ yn awyddus i fynd i glybio heno. O ystyried sut mae OCD yn rheoli fy mywyd ar adegau, tydi o rioed wedi fy stopio rhag mynychu nosweithiau allan. Mae'r salwch yn dod mewn ffurfiau gwahanol, gan effeithio ar bawb yn wahanol, ond dwi'n ffodus iawn 'mod i heb golli fy awydd i gymdeithasu, gweld ffrindiau, a bloeddio canu ar ddiwedd nosweithiau yn y Glôb ym Mangor. Wedi dweud hyn, mae bod allan yn gyhoeddus yn rhoi pwysau arna i i ymddwyn mor naturiol â phosib, gan mai'r peth olaf dwi isio ydi cael fy rhagfarnu fel 'y boi *weird* 'na sy'n bihafio'n rhyfedd o gwmpas pobl'. Mae pobl yn gofyn imi weithiau, 'Why can't you just *not* feel anxious when you get these intrusive thoughts? You can just ignore them y'know.' I mi, mae agwedd fel hon yr un mor hurt â gofyn i rywun sydd wedi torri eu hesgyrn i 'anwybyddu' y boen, a pharhau fel tasa dim byd yn bod.

Mae hi'n nosi'n araf bach, a daw'r amser i ymgynnull yn stafell Alex – stiwdant TV and Radio sy'n byw ar y llawr uwchben. Dyma lle 'dan ni wastad yn hel cyn nosweithiau allan gan fod ganddo system sain o safon, a rhewgell yn y gornel i gadw cwrw. Cefais fy nghynghori gan y doctor i beidio â mynd dros ben llestri hefo alcohol tra 'mod i'n cymryd y tabledi Sertraline – cyngor dwi wedi ei anwybyddu'n llwyr, mae arna i ofn. 'Swn i'm am eiliad yn awgrymu bod gen i 'broblem' alcohol, ond sawl gwaith, dwi wedi troedio'r llwybr peryglus o yfed mwy er mwyn lleddfu'r boen o fyw hefo salwch meddwl. Mewn ffordd, mae gen i berthynas debyg hefo alcohol ag sydd gen i hefo cerddoriaeth, 'blaw bod cerddoriaeth yn sbario cur pen uffernol y bore wedyn. Wedi dweud hynny, mwynhau fy hun ydi'r unig nod heno, gan obeithio y bydd fy meddyliau'n segur.

Cyrhaeddwn y clwb, ac awn i mewn fesul un. Dwi'm yn rhy hoff o glybiau nos fel arfer, ond i'r Ruby Lounge 'dan ni wedi mynd heno, sy'n cynnig cerddoriaeth dda ac awyrgylch mwy *easy-going* na phob man arall yn y ddinas. Mae'r lle'n llawn, a'r diodydd yn rhad, a chyn pen dim dwi'n dawnsio i 'Disco 2000' gan Pulp yng nghanol y dorf. Ac yn fan'no, ar adeg lle dylwn i fod yn mwynhau fy hun, dwi'n cael ymosodiad meddyliol arall. Fe af o fod yn cael amser da, i fod yn teimlo'n anghyffyrddus eithriadol o fewn mater o eiliadau. Cerddaf cyn gynted ag y gallaf i'r man ysmygu er mwyn cael mymryn o awyr iach (neu, hynny o awyr iach ag sy'n bosib imi ei gael yng nghanol y mwg sigaréts). Yn wahanol i'r troeon cynt, 'di o'm bwys faint dwi'n ceisio pwyllo y tro hwn, dydi'r meddyliau poenus ddim yn gadael – maen nhw'n gwaethygu os rhywbeth. Dwi'n sylwi bod un o'r bownsars yn syllu arna i o ochr arall y palmant, ac o be dwi'n gallu ei weld, mae'n chwerthin wrtho'i hun wrth iddo sylwi ar fy ymddygiad.

"I've got OCD," dywedaf wrtho. Ond o sbio ar ei ymateb, mi fyddech yn meddwl 'mod i wedi siarad Sbaeneg hefo fo. Mae hi wedi bod yn ddiwrnod caled arall, ond eto, yn un arferol i rywun fel fi. Dwi'n sylweddoli y bydd rhaid imi adael yn gynt na'r disgwyl.

Erbyn 2:09 y bore, dwi'n ôl yn fy llofft. Mae bod adra'n

gynt na'r gweddill yn rhywbeth dwi wedi arfer hefo fo erbyn hyn. Haws i mi ydi bod yn fy ngwely yn gynharach, er mwyn rhoi digon o amser i fy meddyliau gael pwyllo cyn cysgu. Er hyn, dwi'n dal i ddilyn y drefn arferol sydd gen i o orfod mynd i lawr y grisiau nifer o weithiau i sicrhau bod popeth wedi eu diffodd, a bod pob dim yn daclus. Dwi'n ôl yn fy ngwely, ac am unwaith, dwi'n teimlo'n fodlon hefo popeth, ac felly dwi'n syrthio i gysgu yn araf bach, er mwyn bod yn barod i wynebu diwrnod tebyg yfory.

*

Profiad od oedd meddwl yn ôl dros sut oeddwn i'n byw o ddydd i ddydd ddwy flynedd yn ôl. Dwi'n falch o gael dweud fy mod erbyn hyn wedi rhoi mymryn o bwysau yn ôl ymlaen, dwi'n cysgu'n well, ac yn cyfrannu i nifer o brosiectau cyffrous sy'n ymwneud â cherddoriaeth. Er bod y salwch yn dal gen i, dwi'n gallu ymdopi'n well nag o'r blaen, yn ogystal â bod yn fwy agored gyda phobl ynglŷn â'r salwch gan fod angen codi ymwybyddiaeth. Tydi dioddefwyr OCD ddim yn bobl 'ffysi' nac yn *over-reactive* – mae o'n gyflwr difrifol, a all arwain at iselder, ac mewn rhai achosion, hunanladdiad. Erbyn hyn, dwi'n hapus iawn fy myd, ac yn mwynhau be dwi'n ei wneud hefo fy mywyd. Ro'n i'n arfer teimlo *cywilydd* am fod hefo OCD – sy'n hollol afresymol, gan mai salwch ydi o wedi'r cyfan, a does gen i mo'r help ei fod o'n effeithio arna i. Dwi wedi derbyn nad ydw i'n 'normal', ond eto, be sy'n bod ar fod yn wahanol? Mae o'n well na bod yn *boring*, am wn i!

'The greatest gift is the empathy
for other human beings that is
born out of whatever adversity
one experiences in life.'

Gillian Anderson

Stori George

Dwi'n iach ac yn mynd o nerth i nerth bob dydd, ond mae pob dydd yn dal yn anodd oherwydd yr her o fod mewn cadair olwyn.

GEORGE BOWEN-PHILLIPS

Cefais fy ngeni ar 2 Chwefror 2002 yn Ysbyty Glangwili, Caerfyrddin. Ar y cyfan, ro'n i'n fabi iach, yn swnllyd ac yn hapus dros ben. Ond heb yn wybod i Mam a Dad ar y pryd, ces i fy ngeni gyda chyflwr *spina bifida*. Ar 3 Chwefror, ddiwrnod yn unig ar ôl fy ngeni, cafodd fy nheulu wybod fy mod wedi cael fy ngeni gyda'r anabledd hwn. Doedd dim clem gan yr un aelod o fy nheulu beth yn union oedd *spina bifida*, ac mae'n wir dweud mai ar y trydydd o Chwefror 2002 y newidiodd ein bywydau ni i gyd yn llwyr. Nid yn unig roedd Mam a Dad yn croesawu eu plentyn cyntaf i'r byd, ond ro'n nhw nawr yn camu i fyd a oedd yn llawn penderfyniadau sylweddol.

Yn ystod pump wythnos gyntaf fy modolaeth, cefais bump llawdriniaeth hir a pheryglus, gyda'r hiraf ohonyn nhw yn 17 awr. Ond, ar ôl saith wythnos o ofal dwys ac

71

arbennig yn Ysbyty Prifysgol Caerdydd, ces i fy nghroesawu gytre am y tro cynta.

Sut effeithiodd fy anabledd arna i yn ystod fy mhlentyndod cynnar? A bod yn hollol onest, dwi ddim yn meddwl y cafodd e cymaint â hynny o effaith arna i'n bersonol. Ces i blentyndod cynnar yr un mor hapus ag unrhyw fabi arall, heblaw am fethu â chyrraedd y garreg filltir gyntaf honno o allu cerdded.

Yn dair a hanner blwydd oed, dechreuais yr ysgol gynradd yn frwdfrydig, a gwnes ffrindiau da yn syth. Ro'n i'n mwynhau'r un pethau ag yr oedd y bechgyn eraill yn eu mwynhau, fel rygbi a phêl-droed. Do'n i ddim yn fy ngweld i'n wahanol i unrhyw blentyn arall yr un oed â fi, a dwi'n credu mai'r prif reswm dros hyn oedd bod Mam a Dad wedi bod yn benderfynol o fy nhrin i fel pob plentyn arall. Yn wir, profais yr un cyfleoedd, stŵr a chariad â phob plentyn arall fy oedran i.

Yn ystod fy mhlentyndod cynnar y datblygodd fy angerdd tuag at dîm rygbi'r Scarlets hefyd. Cefais fy nhocyn tymor cynta pan o'n i'n bedair oed, a dwi braidd wedi colli'r un gêm ers hynny. Yn naw mlwydd oed, ces i'r fraint o fod yn fasgot i'r tîm, a chael yr anrhydedd o fynd ar gae chwarae Parc y Scarlets ar ddechrau'r gêm fel unrhyw fasgot arall.

Mae gen i rieni anhygoel sydd wedi bod yn benderfynol o gynnig yr un profiadau â'r rhai sydd ar gael i blant eraill, fel mynd lawr i Barc y Scarlets, ac yn aml i Gaerdydd i wylio Cymru'n chwarae rygbi. Bydda i hefyd yn mynd i wylio Cymru yn chwarae pêl-droed gyda Dad. Yn ogystal â hynny, mae gen i griw o ffrindiau arbennig ers dechrau'r ysgol gynradd sydd wedi fy nhrin i fel un ohonyn nhw. Dwi wastad yn cofio pobol yn gofyn y cwestiwn, 'Beth licet ti fod pan fyddi di'n hŷn?'. Cyn iddyn nhw gael cyfle i orffen eu cwestiwn, byddwn i'n ateb yn ddiniwed ac yn bendant, 'Chwaraewr rygbi dros Gymru wrth gwrs!' Ar y pryd, doedd hynny ddim yn amhosib imi, a dwi'n dal i gydnabod nad yw'n amhosib. Ond fydda i ddim yn chwaraewr rygbi dros dîm cyntaf Cymru fel ro'n i wedi ei obeithio bryd hynny.

Pan o'n i'n iau, yn yr ysgol gynradd, ro'n i'n neud yr un gwaith a'r un gwaith cartref, ac yn mynychu'r un teithiau â phawb arall, hyd yn oed i Langrannog. Dim ond nawr – a finne'n hŷn ac yn deall mwy am fy anabledd ac yn profi anawsterau wrth neud ambell beth – yr ydw i'n sylweddoli sgileffeithiau gwirioneddol *spina bifida*. Wrth fynd yn hŷn, r'ych chi i fod yn fwy annibynnol, yn gwneud pob dim drostoch chi'ch hunan, ac yn cael mentro a derbyn y cyfrifoldeb a'r rhyddid o fynd i lefydd ar eich pen eich hunan neu gyda'ch ffrindiau. Wel, dyw hynny ddim yn wir i bawb. Ydw, dwi'n derbyn y rhyddid o gael mynd i unrhyw le gyda fy ffrindiau, ond does gen i ddim yr un rhyddid ag sydd gan bob un arall, ddim gant y cant. Mae'n wir dweud hefyd 'mod i wedi bod yn fwy dibynnol ar eraill, fy rhieni yn enwedig, wrth iddyn nhw fy nghynorthwyo gyda thasgau dyddiol.

Wrth brofi'r anawsterau a'r rhwystrau, mae ton o rwystredigaeth yn meddiannu fy nghorff. Dro arall, dwi'n profi'r un rhwystredigaeth pan wela i fy ffrindiau allan ar y cae chwarae yn cicio pêl, a finne ar ochr y cae yn fy nghadair olwyn yn holi, 'Pam fi?'. Wrth fynd yn hŷn, mae'r teimlad o rwystredigaeth a siom wedi bod yn deimladau cyson. Trwy gydol fy nghyfnod yn yr ysgol uwchradd, ro'n i'n profi diwrnodau pan o'n i'n hapus a dim byd yn bod. Ond ar ddiwrnodau eraill ro'n i'n teimlo'n isel a ddim isie siarad â neb. Ar y diwrnodau hynny bydden i'n dweud wrth bawb fy mod i'n hollol iawn, ond y realiti oedd nad o'n i'n iawn o gwbwl.

Wyth mlynedd yn ôl i fis Hydref diwetha, es i o dan y gyllell am 16 awr ar gyfer ychwanegiad ar y bledren ac er mwyn stopio adwaith yn fy arennau. Yn ystod y llawdriniaeth dioddefais achos o *collapsed lung*. Roedd hwn yn gyfnod anodd a dweud y lleia, ond gyda gwyrth a bendith yr holl ddoctoriaid a nyrsys a wnaeth fy ngwarchod, ces i adael yr ysbyty ar ôl wythnos yno. Oherwydd 'mod i'n hŷn pan brofais y llawdriniaeth hon, roedd ei sgileffeithiau'n dangos mwy arna i yn feddyliol, gan 'mod i'n fwy ymwybodol o'r hyn oedd yn mynd ymlaen.

Ond wyth mlynedd yn ddiweddarach, dwi'n teimlo'n

iach ac yn ffit, a dwi ddim yn cael unrhyw drwbwl gyda'r bledren na'r arennau. Wrth edrych yn ôl dros yr wyth mlynedd diwetha, dwi'n teimlo'n falch bod fy rhieni wedi gwneud y penderfyniad mawr o ymgymryd â'r llawdriniaeth ddadleuol, oherwydd mae gallu mynd i'r tŷ bach yn rhwyddach wedi newid fy myd yn gyfan gwbwl. Dyna rywbeth fyddai llawer o bobl ifainc fy oed i ddim yn meddwl dwywaith amdano. Nawr, dwi'n iach ac yn mynd o nerth i nerth bob dydd, ond mae pob dydd yn dal yn anodd oherwydd yr her o fod mewn cadair olwyn.

Dwi'n aros nawr i fynd yn ôl i'r ysbyty i gael triniaeth ar fy nhroed, pan fyddan nhw'n tynnu bys cyfan. Bydd hynny'n siŵr o deimlo'n od am ychydig, ond dwi'n siŵr y do i'n gyfarwydd ag e. Yn ogystal â'r llawdriniaeth yma, dwi'n aros i gael triniaeth ar y ddau linyn y gar (*hamstring*), lle bydd y llawfeddyg yn fy rhoi o dan anesthetig er mwyn chwistrellu botocs i mewn i fy nghoesau, yn y gobaith o'u cryfhau a fy ngalluogi i gerdded yn haws. Ond nid llawdriniaeth wyrthiol fydd hi. Dwi'n llwyr ymwybodol na fydda i'n medru cerdded am amser hir gan nad oes gen i ddigon o nerth yn fy nghoesau.

Mae'n wir dweud bod fy mywyd gyda'r anabledd hyd yn hyn wedi bod yn heriol, ond mae wedi fy ngwneud i'n benderfynol. Dwi'n hollol ffodus bod gen i rieni sydd yn barod i aberthu llawer ac i fy nhywys i ysbytai ar draws de

Cymru byth a beunydd ar gyfer apwyntiadau. Mae Mam a fi'n agos tu hwnt, yn enwedig yn ddiweddar gan 'mod i, o'r diwedd, wedi magu'r hyder i allu siarad gyda hi pan fydda i'n teimlo'n isel. Wrth siarad gyda Mam, dwi'n teimlo'n hapusach yndda i fy hunan, ond dwi'n dal i deimlo'n ansicr ynglŷn â sut i ddelio'n llwyr gyda'r anabledd. Wedi dechrau siarad gyda Mam am fy sefyllfa, dwi'n teimlo 'mod i'n dechrau derbyn y person ydw i gyda'r anabledd, ond dwi'n dal ddim isie i'r anabledd fy rheoli i. Mae'n well gen i feddwl fy mod i'n rheoli'r anabledd.

Erbyn heddiw, dwi'n astudio yn y coleg yn Llanelli, ac mae popeth yn mynd yn wych. Dwi wedi gwneud ffrindiau newydd a dwi'n joio bywyd yn y Graig. Ar y funud, dwi'n astudio Chwaraeon Lefel 1, a dwi hefyd wedi gwneud cais ar gyfer y lefel nesaf, fydd yn dechrau ym mis Medi 2019. Dwi'n teimlo'n hapusach rywsut yn y coleg. Nid 'mod i ddim yn mwynhau'r ysgol, ond ers symud i'r coleg dwi wedi newid i fod yn berson hollol wahanol, lle dwi'n cael fy nhrin fel oedolyn. Dwi'n gallu bod y person dwi isie bod, ac mae mwy o amrywiaeth o bobol yn y coleg, sy'n braf. Yn yr ysgol, roedd yr anabledd bron fel petai'n fy niffinio i; roedd pawb yn fy adnabod fel 'George sy'n y gadair olwyn'.

Er 'mod i'n gallu dathlu fy mod yn dygymod gyda fy sefyllfa yn well erbyn hyn, dwi'n dal i gael diwrnodau lle dwi'n teimlo'n rhwystredig am fy mod i'r ffordd ydw i, yn gaeth i gadair olwyn. Dwi'n digalonni o weld pobol ddierth yn edrych yn ddwl arna i, fel petaen nhw'n meddwl, 'Be ma fe'n neud mewn cadair olwyn?' neu, ''Co fe, ha-ha! Ma fe mewn cadair olwyn.' Yn amlwg, dwi'n ymwybodol y bydd plant yn cwestiynu eu rhieni ynghylch pam 'mod i mewn cadair olwyn, mae hynny'n hollol naturiol! Ond pan wela i bobol hŷn neu rai o'r un oed â mi yn gwneud stumiau od, neu hyd yn oed yn chwerthin heb gywilydd, dyma pryd y teimla i'n isel ar adegau. Rhaid dweud, dwi'n dechrau magu'r gyts i beidio â phoeni am beth mae eraill yn ei feddwl ohona i, ond mae hi'n haws dweud na gwneud. Mae pawb wastad yn ddigon cyfeillgar ac yn dweud wrtha i am beidio â phoeni am farn eraill, ond mae'n anodd derbyn hynny weithiau.

Felly, ydw, dwi'n dal i brofi diwrnodau llwyd lle dwi'n cwestiynu pob dim ac yn methu â dod o hyd i'r ateb cywir. Wrth deimlo fel hyn, yn aml iawn mae'n rhaid imi atgoffa fy hunan mai'r diwrnodau heriol yw'r diwrnodau sydd yn fy ngwneud i'n benderfynol, ac felly'n fy ngwneud i'r person ydw i. Mae'n anodd iawn derbyn cyngor gan eraill hefyd gan ei bod hi mor hawdd bod yn hunandosturiol. Ond rhaid imi atgoffa fy hunan yn aml mai dim ond hyn a hyn o gymorth galla i ei dderbyn, oherwydd ar ddiwedd y dydd, dim ond fi all gael trefn arna i fy hunan. Mae'n braf derbyn cymorth a chefnogaeth, ond rhaid imi gefnogi fy hunan hefyd.

Y dyfodol? Y freuddwyd fawr yw dod yn brif hyfforddwr ar y tîm dwi wedi ei gefnogi ers imi fod yn blentyn bach, sef tîm y Scarlets. Dyna beth dwi isie bod yn y dyfodol.

'The things you take for granted today,
someone else is praying for.'

Un hogyn gwelw'n bwydo'i waed i stribed wen

Cyflwr cefn cwpwrdd a gwaelod drôr ydi clefyd siwgr.

IESTYN TYNE

Yn fy mhen, mae yna hogyn bach gwelw yn gorwedd ar wely mewn ysbyty mawr gwyn, ac wynebau mawr crwn fel lleuadau'n syllu i lawr arno fo a thrwyddo fo. Mae hi'n olau, olau yno, er ei bod hi'n nos. Ac mae hi'n nos, er ei bod hi'n olau, olau yno.

Mae gennym ni oll raddfeydd sydd yn llywodraethu yn ein bywydau. Fe all y graddfeydd hynny ymestyn rhwng goleuni a thywyllwch, rhwng trwmgwsg ac anhunedd, rhwng erchwyn y dibyn a chopa'r mynydd, rhwng y sgrech gyntaf a'r anadl olaf. Mmol/L ydi'r raddfa sydd yn llywodraethu yn fy myd i, sef y milimolau o glwcos sydd yn fy ngwythiennau am bob litr o waed. Yn ddelfrydol, fe fyddai'r ffigwr hwn yn aros rhwng 4 a 7 drwy'r amser, ond fe benderfynodd y rhan o'r corff sydd yn gwneud hynny'n hollol naturiol i'r mwyafrif o bobl y byd roi'r ffidil yn y to yn fy achos i, ac ers deng mlynedd i'r Chwefror hwn, fi sydd wedi bod yn gyfrifol am gadw'r cydbwysedd brau yma.

3.3

Deffro. Mae'r dydd yn deor
ar hyd y cymylau plisgyn wy;

minnau'n fy nghwman yng nghroth
fy nghwsg, a llinyn bogail
y nos â'i fysedd ynof

ac mae ewinedd oer o chwys
ar grwydr, a deiliach y papur wal
yn nofio yng ngwynwy'r golau.

Crynaf, ystwythaf, a chodi
ar f'eistedd. Rwyt tithau'n troi
dan lygad cloc larwm,
ac yn dy freuddwyd mae'r môr
yn cosi'th draed â phluen gwylan…

Crynaf eto, ac mi wn

nad oerfel bore bach sy'n hel

ei hun i gorddi gwythiennau

a dyma fi, ar erchwyn byd o wely;

un hogyn gwelw'n

bwydo'i waed i stribed wen.

Fe gymerodd hi amser maith imi ddechrau ysgrifennu am fy nghyflwr i. Cyflwr cefn cwpwrdd a gwaelod drôr ydi clefyd siwgr. Mae 'na ryw gywilydd yn ei gylch o sydd yn gwneud i lawer ohonon ni sydd yn byw efo fo ei wthio fo o'r neilltu; ei guddio fo, hyd yn oed, rhag ofn i rywun ffeindio allan am ein gwendid bach ni, ac am wn i, i feddwl llai ohonon ni o'i herwydd o.

Wrth gwrs, lol ydi hynny. Ond mae o'n lol hawdd iawn ei gredu pan wyt ti'n bedair ar ddeg oed, yn anterth y cyflwr rhyfedd hwnnw sydd yn ein taro ni fel bodau dynol ac yn dweud wrthon ni fod yn rhaid inni gydymffurfio; bod yn rhaid inni ymdrechu i fod yr un fath â phawb o'n cwmpas ni, hyd yn oed os ydi hynny yn golygu newid ein hunain o fod yr hyn yr ydan ni go iawn i ryw gopi carbon o rywbeth nad ydan ni'n siŵr iawn be ydi o.

Mi fydd yna sôn rhwng cloriau'r gyfrol hon am beidio â gadael i gyflwr iechyd eich diffinio chi, ac mae hynny'n berffaith wir. Ddylai neb orfod mynd o dan label eu cyflwr, am fod gan bawb bethau canwaith difyrrach a mwy teilwng sydd yn eu gwneud yn bobl arbennig, yn bobl wahanol, yn bobl unigryw. Ond mae hi'n frwydr, ac *mae* fy nghyflwr i, i raddau, yn un o'r myrdd nodweddion sydd yn fy niffinio i. Rebelio yn erbyn ac yna dod i delerau â hynny sydd wedi caniatáu imi ddechrau siarad yn fwy agored am yr heriau sydd yn fy wynebu i o ddydd i ddydd.

5.8

Fel ceiniogau, fe'u casglaf yn bentyrrau –
y dyddiau gwastad hyn,
a'u cofnodi'n fap trysor o fanwl.

Eu gadael i hel llwch
hefo llyfrau ysgol, yn oer
fel esgyrn

am eu bod yno wedyn, yn aros;
ceiniogau diwrnod glawog
i'w gwario pan fydda i'n waeth.

Tydi'r hyn y dylwn i fod yn ei wneud i gadw fy nghyflwr dan reolaeth, a'r hyn yr ydw i'n ei wneud mewn gwirionedd, ddim wastad yn cyd-fynd yn union. Mae'n siŵr fod i bob cyflwr ei ddyddiau du a'i ddyddiau gwyn, ei donnau mawr a'i byllau bas. A phendilio ydi natur y peth.

Ac felly pan ddaw 'na ddiwrnod bach clên – diwrnod rhyw fymryn yn ffeindiach na'r dyddiau eraill i gyd – dwi'n meddwl bellach y gwna i roi caniatâd i mi fy hun deimlo'n falch o'r fuddugoliaeth fach y mae'r diwrnod hwnnw'n ei gynrychioli.

10.9

Mae'r copa o 'ngafael heddiw,
y brig yn denig i'r llwyni eto;
fy mysedd yn disgyn drwy'r niwl
a'r cerrig yn llithrig hyd y lle.

Mi wela i o, mor agos â'r dibyn
ond mor anghyffwrdd â'r gwynt;
mor dwyllodrus â'r mymryn haul
ar y ddringfa unig hon.

Mae'r rhwystredigaeth yn mynd a dŵad fel y gwynt. Nid rhwystredigaeth 'pam fi?' yn unig, ond hefyd y rhwystredigaeth o fod ar erchwyn rheolaeth ond heb allu dal y peth i lawr yn iawn fel ei fod o wastad yn denig o dy afael. Weithiau mae rhywun yn gwybod yn union beth sydd angen ei gyflawni er mwyn cyrraedd y garreg filltir honno sydd yn edrych fel ei bod o fewn gafael, ond eto'n methu, a hynny heb esboniad.

Cerdded ar lwybr mynyddig; rhyw hen lwybr cul a'r perygl o gam gwag yn llechu yma ac acw yn y niwl trwchus o dy flaen. Dyna ydi byw efo cyflwr parhaol o ddydd i ddydd. Teimlo dy ffordd ymlaen heb weld mwy nag ychydig droedfeddi o dy flaen, y dibyn naill ochr a'r llwybr hir yn ymestyn i rywle ac i nunlle ar yr un pryd.

Ar brydiau mae hynny'n gwneud imi ferwi drosodd efo dicter tuag at y peth; y gwybod 'mod i'n sownd ato fo gerfydd fy fferau ac mai felly y bydda i oni bai am ryw wyrth. Dro arall mae hyd y daith yn gwneud imi gofio mai un ystadegyn bach gwael ydi heddiw, ac y bydd fory – er gwell, er gwaeth – yn ddiwrnod gwahanol, i fynd i'r afael ag o mewn ffordd wahanol. Ac mae'n ddigon posib fod gallu maddau i fy amherffeithrwydd fy hun yn fy ngwneud i'n well person nag y byddwn i fel arall.

15.6

Fe ddaw cyffuriau newydd, llawer gwell na hwn,
a thriniaethau all roi terfyn ar y cyfan oll, mi wn,
ond cariad, o'th waredu, pwy wedyn fyddwn i
heb gael cysur rhyfedd dy nodwyddau oeraidd di?

86

Un o'r pethau y bydda i'n meddwl amdano yn aml ydi'r posibilrwydd y bydd gwyddonwyr, yn ystod fy oes i, yn dod o hyd i wellhad ymarferol i'r cyflwr hwn. Mae yna rywun mewn labordy yn rhywle'r eiliad hon yn gweithio ar yr union driniaeth honno.

A'r hyn y bydda i'n meddwl amdano wedyn ydi: pe bai'r driniaeth honno ar gael, a fyddwn i am ei derbyn? Mae'r peth yn swnio'n hurt, ac wrth gwrs fe fyddai rhywun yn meddwl y byddwn i'n neidio ar y cyfle i gael gwared ar y peth, unwaith ac am byth.

Ond mae'r cyflwr hwn, sydd yn fy maglu i ar bob cyfle, yn crafangu'i ffordd ar hyd fy asgwrn cefn am dri'r bore, yn fy llusgo i oddi wrth ŵyl a gwaith, bellach yn rhan annatod ohonof i. O'i ddatod, o wahanu'r ddeubeth sydd yn ffieiddio at ei gilydd ond eto i raddau'n gwbl ddibynnol ar ei gilydd, pwy fyddwn i wedyn?

23.6

Rhagfyr wrth fy nrws yn curo heddiw,
   a'i weiddi'n fy neffro.
  Ai claf wyf? Fe'i clywaf o
  beunydd. Ond does neb yno.

Neb yno ond hen benyd y rhewynt,

   a rhywun fel ysbryd

gaeafau, hafau hefyd

yn llithro heibio o hyd.

Mae Rhagfyr yn curo wrth y drws heb rybudd yn aml; yn gorfodi rhywun i adael pethau ar eu hanner nes y daw hi'n fwynach.

Mae'n anodd derbyn nad oes yna wella, dim ond cynnal; dal dy dir a pheidio â llithro. Derbyn y byddi di'n gorfod dibynnu ar gyffur i fyw am weddill dy oes. Teimlo y dylet ti fod yn ddiolchgar fod yna gyffur sydd yn gweithio ar gyfer dy gyflwr di, achos oes, mae cymaint o bobl eraill nad ydyn nhw mor lwcus. Teimlo'n euog am beidio â bod yn ddiolchgar, er gwaethaf hynny. Teimlo'n ddrwg am deimlo'n flin, a bod yn flin am deimlo'n ddrwg am dy fod di'n gwybod nad oes gen ti help chwaith. Teimlo'n wael dros y bobl yr wyt ti'n eu caru sydd hefyd yn gorfod byw efo dy gyflwr di, ac effeithiau'r cyflwr hwnnw nad wyt ti dy hun yn sylwi arnyn nhw, hyd yn oed.

Ac weithiau, teimlo'n fregus o ofni fod y cloc yn tician yn gynt i ti nag i'r bobl anhygoel o dy gwmpas. Gweld fod amser yn beth prin fel aur, poeni nad wyt ti'n ei ddefnyddio fo'n iawn, a'r gaeafau a'r hafau yn dyrnu mynd heibio.

41.2 (diagnosis)

Mae coridorau'r sbyty yn fy mhen
yn wyn amlennog, onglog ar eu hyd;
Fe'u cofiaf heb eu cofio'n iawn drwy len
o ddryswch plentyn bach sy'n gweld ei fyd
am y tro cynta'n methu cadw'i air.
Y mae hi yno'n nos yn ôl y cloc
ac eto, mae'r holl oleuadau'n ffair
o amgylch gwely'r aberth, nes daw, toc,
y nyrs i gadw oed yr inswlinaidd awr.
Rwyf eto'n un ar ddeg; ar ben fy hun
mewn byd sy'n llawn nodwyddau, ac mae'r wawr
mor bell â'r byd o'r blaen. A heddiw'n ddyn,
weithiau, rhwng tua hanner nos a thri,
mae'r ofn yn dal i gydio ynof fi.

Mae byd o wahaniaeth rhyngof fi a'r hogyn bach sgerbydaidd
sydd yn crynu ar wely ysbyty yn fy mhen. Tydi o ddim yn
gwybod nac yn deall yr hyn sydd yn digwydd iddo; na
pham na sut mai fo gafodd ei ddewis gan y bys mawr sydd
yn pwyntio. Mae o'n dal i ddod i arfer â siâp anghyfarwydd
y gair *diabetes* rhwng ei dafod sych a'i weflau, ac â llosgi
siarp yr inswlin wrth iddo ymledu dan wyneb ei groen.
Ond mi ddaw i dderbyn, ac mewn rhyw ffordd ryfedd, i
garu'r baich y bydd yn rhaid iddo ei ysgwyddo am weddill

ei oes, fwy na thebyg. Mi ddaw, yn ara deg a phob yn dipyn, i ddeall ac adnabod y raddfa newydd hon y bydd bellach yn byw a bod arni. Ac fe fydd yn llwyddo, er nad heb dreialon a throeon, i gadw'i gydbwysedd, a byw.

'Fall seven times, stand up eight.'

Dihareb o Japan

Rhywbeth am epilepsi

'Hogan gref y mynydd wyt ti' – dyna mae Mam yn ei ddweud.

LIWSI MÔ

Helô, fy enw i yw Liwsi a dwi efo epilepsi! Ooo, sori! Dwi'n cymryd dy fod isio i fi esbonio beth yw epilepsi? Epilepsi yw pan mae dy ymennydd di'n gweithio'n rhy galed, yn prysuro, ac mae gormod yn digwydd ar yr un pryd. Ac yna mae'n rhewi, yn union fel cyfrifiadur â'r olwyn fach las yn troi rownd a rownd.

Dwi'n teimlo 'mod i'n mynd i gysgu efo fy llygaid yn 'gorad, dim ond am ryw ddwy i 25 eiliad! *Seizure* ydi o, neu 'blanc' dwi a fy ffrindiau yn ei alw fo ers y cychwyn cyntaf. Ond mae yna wahanol fathau o epilepsi, a dwi efo'r math o'r enw Atypical Absence Epilepsy. Dwi'n methu â theimlo, clywed na gweld dim pan dwi'n cael fy nharo.

Mi o'n i'n bedair oed pan 'nes i gychwyn eu cael nhw yn fy hen ysgol, sef Ysgol Aber Caseg ym Methesda. Yr adeg yna, mi wnaeth fy athrawes sylwi fy mod yn mynd i fy myd bach fy hun ambell waith. Rhyw fath o *trance* wnaeth

93

hi ei alw fo, ac roedd hi wedi ypsetio chydig ac yn poeni. Roedd fy ffrindiau hefyd wedi sylwi, ac yn cwyno, 'Liws! Pam dwyt ti'm yn gwrando?' neu 'Iwww-hwww! Wyt ti'n fy nghlywed i?' Ond doeddwn i ddim wedi clywed, ac yn teimlo mewn penbleth wrth ddeffro'n sydyn ynghanol y dosbarth i weld wynebau blin yn syllu arna i.

Fe wnaeth fy athrawes gael gair efo fy rhieni a dweud 'mod i efo problem fach, ond roedd Mam wedi sylwi fod rhywbeth bach o'i le hefyd. Fe aeth fy rhieni â fi i ysbyty yn Lerpwl o'r enw Alder Hey, ac ar ôl cael sgan EEG, mi wnaeth y doctor ddweud 'mod i'n dioddef o epilepsi.

Ym Mlwyddyn 2, roedd fy ffrindiau wedi dechrau cyfri pa mor hir roedd fy *seizures* i'n para, ond rŵan dwi'n sgwennu faint dwi'n eu cael mewn diwrnod fy hun! Mae Dad yn gofyn i fi bob dydd faint o blancs dwi wedi eu cael yn yr ysgol, ac mae o'n nodi hynny mewn dyddiadur wedyn. Mae'n bwysig cadw golwg.

Mae gen i chwaer fach, ugain mis yn fengach na fi, sef Betsi. Mae hi'n edrych ar fy ôl drwy'r amser, fel gofalwr! O'r blaen, mi wnaeth 'na bêl bron â hitio fi yn fy wyneb tra o'n i'n cael *seizure*, ac mi wnaeth hi fy nhynnu i allan o'r ffordd! Mi ddigwyddodd yr un peth eto pan wnes i gael un yng nghanol y lôn yn Sbaen.

Dwi mewn côr o'r enw Côr Glanaethwy, ac rydym yn cael llwythi o gyfleoedd gwych, fel mynd i'r Swistir am wythnos, neu gymryd rhan mewn cystadlaethau di-ri! Mae bod yn y côr wedi rhoi llawer o hyder i fi, ond weithiau dwi ofn cael *seizure* ar y llwyfan ar ganol cân. Mae hynny'n codi cywilydd arna i ac yn gwneud i fi deimlo fel methiant.

Fel arfer pan dwi angen bwyd, wedi blino neu wedi bod yn syllu ar sgrin am oriau dwi'n cael llwythi o *seizures*. Ar ôl i fi gael llawer – weithiau hyd at 30 mewn diwrnod – mae'n fy ngadael i'n teimlo'n rhwystredig iawn. Dwi'n dymuno yn aml fod gen i ddim epilepsi achos dwi isio bod fel pawb arall, ond 'di o'm yn gweithio felly, yn anffodus.

Dwi'n credu bod y tywydd yn cael effaith ar fy nghyflwr weithiau hefyd. Pan mae hi'n boeth, dwi'n cael amser anodd oherwydd gwres yr haul, a phan mae hi'n dywydd cas dwi'n cael llai o *seizures*, a fedra i'm egluro pam. Mae 'na lawer o bethau sy'n anodd eu hegluro. Mae siarad a chael cyngor gan y doctoriaid yn gymhleth hefyd. Does gan y paediatregydd arbenigol fyth ateb call, ac mae'n fy ngwylltio i pan dwi'n gofyn cwestiwn iddi, a hithau'n gorfod edrych mewn llyfr am ateb! Mae Mam a Dad yn llawn syniadau ynghylch sut i helpu pethau, gyda CBD oil er enghraifft. Mae'n feddyginiaeth sy'n fwy naturiol na'r meddyginiaethau mae hi'n eu cynnig, ond mae hi wastad yn anghytuno. Mae Mam yn dod allan o'r ysbyty'n flin bob tro, sy'n gwneud i fi chwerthin weithiau.

Beth sy'n braf yw bod Mam wedi fy annog i wneud popeth y mae plant eraill yn ei wneud, fel dringo, cymryd rhan efo'r Urdd, nofio yn yr afon, chwarae pêl-droed i dîm

Bethesda, cymryd rhan mewn drama a chwaraeon, a phob math o bethau eraill hefyd! Dwi'n darllen y llyfr *Rebel Girls* a *Straeon Nos Da i Bob Rebel o Ferch* efo Mam bob nos, ac mae hynny'n fy annog i fod yn uchelgeisiol a hyderus, epilepsi neu beidio. 'Hogan gref y mynydd wyt ti' – dyna mae Mam yn ei ddweud.

Mae Mam a Nain yn meddwl fod gen i ffordd dda efo anifeiliaid, a dwi'n cytuno. Dwi'n meddwl bod anifeiliaid yn synhwyro fod gen i epilepsi. Weithiau, mae cŵn yn croesi'r stryd i ddod ata fi, a phan dwi'n mynd yn agos at geffyl, mae'n rhoi ei drwyn wrth fy un i, ac o! dwi'n caru ogla ceffyl.

A dyna fi – Liwsi Mô! Ac er 'mod i efo epilepsi, dwi'n gweld fy hun yn hogan lwcus iawn, a dydi epilepsi ddim yn stopio fi rhag gwneud uffar o ddim byd!

'The truth is, if you have never experienced
pain, loss, failure or destruction,
you can never know what it is to
survive, succeed, live and thrive.'

Amber Heard

Byw efo ulcerative colitis

Nid bod gen i syniad sut mae coluddyn rhywun i fod i edrych, ond roeddwn yn bendant na ddylai fod yn goch, goch gydag wlserau mawr gwyn ym mhobman.

LOIS MERERID WILLIAMS

Pan mae fy *ulcerative colitis* yn gwaethygu, yn aml iawn y tri pheth cyntaf sy'n mynd drwy fy meddwl yw:

1. Ble mae'r lle chwech agosaf?
2. Plis, jyst plis, ga i gyrraedd mewn pryd...
3. 'Sa well imi beidio â mynd am dro heddiw, rhag ofn fydd 'na'm lle chwech yn ddigon agos.

Dyna'r ychydig frawddegau sy'n chwyrlïo yn fy mhen pan dwi ddim yn teimlo'n dda, ac i mi, dyna grisialu'r effaith a gaiff cyflwr ar y bowel ar fy mywyd.

Mae mynd i'r toiled yn rhywbeth naturiol, ac mae'r gallu i'ch rheoli eich hun yn rhywbeth y mae'r mwyafrif o bobl yn gallu ei wneud ac yn ei gymryd yn ganiataol.

Roeddwn i'n un o'r rheiny am flynyddoedd, a wnes i erioed ddychmygu y byddwn i'n colli'r rheolaeth honno tan i hynny ddigwydd ym mis Medi 2013. Fedra i ddim cofio'r diwrnod penodol y digwyddodd hyn, dim ond cofio meddwl i ddechrau fy mod i, ella, wedi dal rhyw salwch neu rywbeth, ac mai hynny oedd yn gyfrifol am fy angen i fynd i'r toiled ddegau o weithiau mewn diwrnod. Gwaetha'r modd, ddaeth y rheolaeth honno ddim yn ei hôl ac yn lle gwella, gwaethygodd pethau.

Collais reolaeth yn llwyr, ac yn sgil hynny, dechreuais gael crampiau stumog drwg a phasio lot fawr o waed bob tro roeddwn yn mynd i'r toiled. Wrth gwrs, roedd pawb yn poeni'n arw ac roeddwn yn byw a bod yn y feddygfa. Roedd fy noctor i'n wych, ac mae hi'n dal i fod hyd heddiw. Cynhaliodd bob math o brofion, megis rhai i weld a oedd gen i gyflwr *coeliac* neu a oeddwn i'n *lactose intolerant*. Doedd y profion gwaed ddim yn cydnabod dim byd anarferol, ac felly penderfynwyd am y tro fod gen i IBS drwg. Roedd hynny'n gwneud synnwyr, gan fy mod wedi cychwyn cwrs TAR i hyfforddi i fod yn athrawes, oedd yn newid byd o'r tair blynedd blaenorol yn y brifysgol.

Am ddwy flynedd, mewn cyfnodau, bûm ar wahanol dabledi, yn trio cael hyd i'r rhai a fyddai'n gwneud imi deimlo'n well, rhai a fyddai'n lleddfu'r crampiau ac yn caniatáu imi adfer rhyw fath o reolaeth. Yn anffodus, gwaethygu a wnaeth pethau. Roeddwn yn gorfod mynd i'r lle chwech yn amlach fyth, gwaethygodd y crampiau gan wneud imi deimlo'n sâl, ac roeddwn yn gorfod codi o leia chwe gwaith yn ystod y nos i fynd i'r toiled. A dweud y gwir, dwi ddim yn siŵr sut y llwyddais i ddal i fynd a cheisio byw bywyd arferol yn y cyfnod hwnnw, ond dwi'n bendant yn gryfach o'i herwydd. Bu cyfnodau pan oeddwn i'n teimlo'n iawn. Mi ges i un cyfnod o bron i naw mis o deimlo'n hollol 'normal', ac mi fues i'n ddigon ffôl i feddwl 'mod i wedi dod drosto a'i fod o wedi diflannu. Mi wnes i hyd yn oed ohirio apwyntiad i gael camera yn yr ysbyty gan 'mod i wedi perswadio fy hun y byddwn i'n iawn. Wrth gwrs, roeddwn i'n anghywir, ac yn fuan daeth y cyflwr yn ei ôl, a minnau'n difaru f'enaid na es i i'r apwyntiad camera hwnnw.

Yn y diwedd, cefais gamera ym mis Hydref 2015. Roeddwn yn crynu yn fy sgidiau, yn ofni am fy hoedl beth fyddai'r diagnosis. Darganfuwyd nad IBS oedd gen i, ond *ulcerative colitis*. Cefais fy nhawelu – roedd clywed y geiriau '*Ulcerative colitis*, definitely' yn rhyw fath o ryddhad oherwydd roeddwn bellach yn gwybod bod 'na enw iddo, ac roeddwn yn eithriadol o falch nad cancr ar y bowel oedd y diagnosis hwnnw. Roeddwn wedi gwneud y camgymeriad o gwglo fy symptomau, a chyda hynny, wedi llwyddo i berswadio fy hun mai cancr oedd o, yn bennaf oherwydd dyna'r unig beth yr oeddwn wedi clywed amdano.

Unwaith imi ddod ataf fy hun, cefais fy nhywys i siarad

â nyrs arbenigol a eglurodd y cyflwr imi. Dwi'n ei chofio hi'n egluro ei fod yn gyflwr sy'n effeithio'r coluddyn gan achosi iddo chwyddo a datblygu wlserau. Hefyd, dwi'n ei chofio yn dangos y llun camera imi. Nid bod gen i syniad sut mae coluddyn rhywun i fod i edrych, ond roeddwn yn bendant na ddylai fod yn goch, goch gydag wlserau mawr gwyn ym mhobman. Er iddi fod yn rhyddhad gwybod beth oedd yn bod arna i, roedd clywed y geiriau 'It is treatable, but not curable' yn dipyn o sioc.

Dyma pryd y sylweddolais fod hwn yma i aros, ac roedd hi'n andros o anodd delio efo'r ffaith fy mod wedi mynd o fod yn iawn un munud i fod yn dioddef o salwch hir dymor y munud nesaf. Ar un llaw roedd hi'n galonogol cael gwybod y gallwn gael cyfnodau o deimlo'n 'iawn', ond roedd gorfod clywed y byddai'n rhaid imi gymryd tabledi am weddill fy oes, a'i fod yn gyflwr a all ffyrnigo'n ddirybudd ar unrhyw adeg, yn sioc arall. Dwi'n cofio teimlo'n gwbl ddryslyd; teimlais ryddhad o wybod bod 'na gymorth ar gael i wneud imi deimlo'n well, yn gymysg â theimlad o rwystredigaeth gan nad oedd yn bosib iddo ddiflannu'n llwyr a bod rhaid imi ddysgu byw gydag o. Dyma beth oedd yn codi bwganod arna i, bod posibilrwydd imi deimlo'r un mor sâl eto, ac nad oedd hi'n bosib 'trwsio'r broblem' fel petai.

Yn dilyn y diagnosis a deufis o steroids cryf, bûm yn hynod ffodus o gael blwyddyn a hanner o deimlo'n iawn;

teimlo'n fi fy hun eto. Ond yn ddistaw bach, roedd bod mewn llefydd cyhoeddus heb unrhyw sicrwydd o doiled gerllaw wedi chwalu fy hyder yn deilchion. Fe gymerodd fisoedd imi adfer ychydig o'r hyder hwnnw drwy ddechrau gwneud pethau mewn llefydd lle nad oedd toiled ar gael, fel mynd i gerdded. Mae'n rhaid cyfaddef imi ddechrau gwerthfawrogi mwy ar y pethau bychain mewn bywyd, y pethau mae pawb yn tueddu i'w cymryd yn ganiataol. Dechreuais fwynhau bywyd eto, a manteisio ar gyfleoedd a ddaeth i'm rhan, gan 'mod i'n benderfynol o wneud gymaint o bethau â phosib tra oeddwn i'n teimlo'n iawn.

Gwaetha'r modd, dechreuais fynd i lawr allt eto tua Pasg 2017, dim ond oherwydd fy mod wedi gorflino. Dwi wedi dysgu bellach bod gorflinder yn deffro'r cyflwr, ac ar yr adegau hynny pan deimlaf don o flinder yn dod drostaf, does gen i ddim dewis ond stopio a gorffwys. Am ryw reswm, chafodd y steroids ddim cystal effaith y tro hwnnw ac o ganlyniad, bu'n rhaid imi drio amryw o rai gwahanol, a dwi wedi treulio hanner y flwyddyn ddiwethaf arnynt. Ar ôl gorffen un set o dabledi, dwi'n iawn am ryw dair wythnos i fis, ac wedyn dwi'n dechrau colli rheolaeth a phasio gwaed unwaith eto. Mae hyn yn ddigon i'm gosod gamau yn ôl yn feddyliol. Dwi'n dechrau meddwl lle mae'r toiled eto, yn dechrau ofni mynd i lefydd lle na fydd 'na un gerllaw, 'jyst rhag ofn'. Dwi'n codi yn y bore ac un o'r cwestiynau cyntaf dwi'n ei ofyn imi fy hun yw, 'Sgwn i sut ddiwrnod gaf i heddiw?' Mae'r diffyg rheolaeth yn chwarae ar feddwl rhywun drwy'r amser, ac mae'r pryder yn aml yn gwneud imi deimlo 'mod i angen mynd pan nad ydw i angen mewn gwirionedd.

Dwi'n eithriadol o ffodus o gefnogaeth ddiflino fy nheulu, fy ffrindiau a'm cyd-weithwyr o'r cychwyn cyntaf, a dwi bellach yn cymryd y camau at allu trafod unrhyw fanylion personol am y cyflwr yn gwbl agored. Er hyn, wna i ddim gwadu bod y cyflwr yn gallu gwneud imi deimlo'n unig ar adegau hefyd. Mae 'na sawl cyfnod lle dwi wedi crio – crio o unigrwydd am fod 'na neb arall yn dallt 'go iawn', a chrio o wylltineb efo fi fy hun am 'mod i'n teimlo fel methiant am fethu â rheoli fy nghorff. Mae 'na adegau lle dwi'n flin efo fi fy hun hefyd, a hynny am fethu ag atal fy hun rhag meddwl lle mae'r toiled drwy'r amser. Dyna un o'r prif resymau dros benderfynu siarad yn llawer mwy agored am y peth dros y flwyddyn ddiwethaf. Dwi wedi penderfynu bod yn well gen i egluro beth sy'n bod yn hytrach na gorfod delio gydag edrychiadau od gan bobl pan dwi'n rhuthro yn ôl ac ymlaen i'r lle chwech.

Dwi wedi dysgu nad yw pob cyflwr yn weledol, a does gan neb syniad beth sy'n mynd ymlaen ym mywydau pobl eraill mewn gwirionedd. Dwi'n cofio bod mewn lifft gyda dynes mewn cadair olwyn yn Debenhams yng Nghaerdydd, yn teimlo'n chwys domen gan nad oeddwn yn siŵr a allwn gyrraedd y toiled mewn pryd. Rhuthrais o'r lifft a gweld y toiled anabl, felly penderfynais ei ddefnyddio. Ar ôl cau'r drws sylweddolais ei bod hithau eisiau mynd i'r toiled hefyd, a theimlais mor euog o'i chlywed yn dweud wrth ei gŵr neu ei phartner, 'But she's not disabled, is she?' Teimlais yn ofnadwy, ac ar ôl bod yn y toiled eglurais wrthi fod gen i'r cyflwr hwn. Roedd hi'n ddynes glên ofnadwy, ond dangosodd hyn imi fod llawer o bobl, yn aml iawn, yn meddwl bod rhaid i gyflyrau fod yn weledol i fod yn rhai gwirioneddol. Dwi'n deall yn iawn pam y dywedodd hi hyn, oherwydd mae'n debyg bod llwyth o bobl yn cymryd mantais ac yn defnyddio toiled anabl pan nad oes ganddyn nhw reswm dros wneud hynny. Mae hi'n braf gweld archfarchnadoedd fel Tesco gydag arwyddion yn datgan nad yw bob cyflwr yn weledol, a chredaf fod hwn yn gam mawr ymlaen mewn lledaenu ymwybyddiaeth o gyflyrau sy'n ymwneud â'r bowel.

Pan dwi'n cael diwrnod sydd ddim cystal, dwi bob amser yn edrych yn ôl ar y cyfnod cyn fy niagnosis ac yn diolch nad ydw i'n ôl yn y lle hwnnw, a dwi'n gwybod y caf i ryw fath o driniaeth eto i geisio fy sefydlogi. Hefyd, dwi'n darllen mwy o straeon gan bobl eraill sy'n dioddef o Crohn's neu *colitis,* ac mae hynny'n ddigon i roi hwb imi i ddod o'r twll hwnnw o hunandosturi. Dwi'n llwyr ymwybodol fod llawer o bobl yn dioddef mwy na fi gyda chyflwr fel hwn – gorfodir rhai i gael llawdriniaethau di-ri, a bod yn ddibynnol ar fag stoma. Dwi'n ddiolchgar iawn nad yw'r cyflwr wedi fy nharo i'r fath raddau ac mae angen edmygu'r bobl hyn, ond fel dywedodd un o fy ffrindiau wrtha i, 'Mae o'n dal wedi effeithio dy fywyd ditha hefyd.' Mae hynny'n berffaith wir, ac wrth siarad am y peth dwi'n gobeithio 'mod i'n cymryd camau ymlaen i daclo'r stigma sy'n glynu wrth y cyflwr.

Dwi'n dal i geisio delio efo fo fy hun. Dwi wedi cael chwe 'damwain' hyd yn hyn, gan gynnwys un pan oeddwn i ar fy ngwyliau dramor. Mae pob un yn gnoc mawr i fy hyder ac yn gwneud imi deimlo fel methiant, ond dwi'n trio fy ngorau i ganolbwyntio ar yr ochr bositif a chofio y dof yn well bob tro.

Hyd heddiw, dwi'n parhau i geisio canfod pa fwydydd sy'n cytuno gyda fy nghorff i a pha rai sydd ddim, a dwi'n un sobor o wael am fwyta'n iach a gwneud ymarfer corff. Mae gen i ffordd hir i fynd, ond yn bendant, mae siarad am y peth yn agored wedi bod o gymorth mawr ac wedi llwyddo i wneud imi edrych ar y cyflwr mewn golau gwahanol. Fedrwch chi byth wneud pethau ar eich pennau eich hunain, ac os nad ydych yn egluro wrth bobl, does dim disgwyl iddynt ddeall. Felly, siaradwch ac mi wnewch chi deimlo'n well o lawer!

'You never know
how strong you are
until being strong is the
only choice you have.'

Bob Marley

Nadolig 2002

Mae nam golwg yn beth cymhleth iawn. Nid yw dau berson yn gweld yn yr un ffordd, hyd yn oed os oes ganddyn nhw'r un cyflwr llygaid.

MARED CARON JARMAN

Gadewch imi fynd â chi yn ôl i'r cychwyn, pan ddechreuodd y cyfan – Nadolig 2002. O, ro'dd hi'n flwyddyn dda! Adeg MySpace ac MSN, Sims 1 ar bob cyfrifiadur, Avril Lavigne a Martin Geraint, *Mean Girls* a *Jini Me Jones*, y ffôn symudol gyntaf gyda chamera, jîns llydan o Tammy Girl gyda tsiaen mewn hŵp dros y glun. O'dd Girls Aloud yn Christmas Number One gyda 'Sound of the Underground', Quality Street yn dal i ddod mewn tun, ac o'n i wedi gofyn am beiriant carioci gan Siôn Corn! *Classic!* Adeg fwyaf cyffrous y flwyddyn i blentyn wyth mlwydd oed. Do'dd dim ots o gwbl gen i 'mod i'n llawn annwyd ac yn magu clust tost uffernol – o'n i'n benderfynol 'mod i am fwynhau dathliadau'r Nadolig a'i holl ogoniant! *I mean, for goodness sake*, o'dd Mam yn chwarae rhan Cinderella yn Sioe Fawr

109

Nadolig Ysgol Gynradd Mynydd Bychan – o'dd rhaid imi ei gweld hi!

Ond wrth i'r amser fynd heibio dechreuais waethygu a gwanhau – ro'dd y salwch yn cymryd gafael. Diwrnodau heb fwyd, dŵr, na meddyginiaeth chwaith. Ro'dd fy nghorff yn gwrthod pob dim; yn gwrthod gwella, yn gwrthod byw. Un bore deffrais a theimlo poen aruthrol yn fy nhroed, a gweld ei fod wedi chwyddo fel balŵn. Codais er mwyn sefyll a cheisio cerdded, ond wrth imi roi fy nhroed ar y llawr, saethodd y boen fel bwa saeth trwy 'nghorff, gan fy rhwystro rhag symud un cam ymhellach. Ro'dd rhywbeth mawr o'i le.

Aethon ni'n syth i'r ysbyty, fi a Mam – ein cartre newydd dros y misoedd nesa. Bron bob dydd daeth salwch newydd i gymhlethu pethau a lleihau'r tebygolrwydd o oroesi. Ro'dd y posibilrwydd o farwolaeth yn hongian uwch ein pennau fel clogyn trwm, du. Do'dd dim lot i'w neud ond gwylio *Mulan* drosodd a throsodd – lysh.

Diwrnod cyn fy llawdriniaeth i dynnu fy nhroed chwith, daeth gobaith – diagnosis. *Cellulitis*, sef haint sy'n effeithio ar haenau mewnol y croen a'r gwaed. Mae'n debyg i'r haint yn fy nghlust benderfynu teithio'r holl ffordd o amgylch fy nghorff, gan greu niwed ar y ffordd. Ar ôl y *cellulitis*, daeth clot gwaed ar f'ymennydd, pwysau hylif uchel yn fy mhen a chwydd yng nghefn fy llygaid. Bang! Bang! Bang! Pob un fel cam yn agosach at y bedd. O'n i'n benderfynol nad fel hyn o'n i am orffen fy stori. O'n i moyn gwella, moyn byw, moyn mwynhau'r Nadolig. A dyna 'nes i, 'nes i ymladd. Dechreuais gryfhau ond heb imi wybod, o'n i wedi newid.

Ar fore Nadolig, deffrais yn yr ysbyty gyda Mam yn eistedd wrth fy ochr wedi ei lapio ei hun yn ei chardigan fawr borffor. O'dd hi'n rili flewog ac yn gwneud iddi edrych ychydig fel gorila, ac felly dyna o'n i'n arfer ei galw hi. Fy ffordd blentynnaidd i o dalu 'nôl iddi am alw fi'n Hop-along achos fy nhroed. Mae'n rhaid ffeindio eiliadau o oleuni yn y tywyllwch, pethau bychain i chwerthin amdanyn nhw ar adegau anodd fel hyn.

Ta beth, bore Nadolig yn yr ysbyty. Nawr, does dim byd mwy torcalonnus na derbyn anrhegion siomedig gan Siôn Corn yn yr ysbyty. Paced mawr o binnau ffelt lliwgar (dim papur!) a phoster cerddorol o Britney Spears yn canu – *and I kid you not* – 'Stronger'. Dewis diddorol iawn, weden i.

Cefais fynd adre am gwpwl o orie rhwng triniaethau i gael bod gyda fy nheulu, a dathlu'r gore fedrwn i. Felly, dyna lle'r o'n i'n gorwedd ar y soffa yn yr ystafell fyw, off fy mhen ar gyffuriau cryf, yn gwisgo ffrog hir wedi'i gorchuddio â secwinau yn canu 'Puppy Love' gan S Club Juniors ar fy mheiriant carioci newydd gan Siôn Corn. O'n i mor hapus, ac a bod yn onest, mae pob Nadolig yn ein tŷ ni yn eitha tebyg i'r un yna erbyn hyn!

O'n i yn yr ysbyty am tua chwe mis yn y diwedd. Atgofion rhyfedd iawn, a llwyth o straeon bach difyr. Amser andros o ofnus a blinedig i ni fel teulu, ac o'r diwedd, o'dd y cyfan drosodd. Doeddwn i ddim i wybod bod llawer mwy i ddod, mai dyma o'dd dechrau'r stori, ac nid y diwedd fel y gobeithiwyd. Nid yr un Mared a ddaeth allan o'r ysbyty. Heb yn wybod imi, o'n i wedi dechrau colli 'ngolwg.

Fi'n cofio eistedd mewn swyddfa fechan, oeraidd, wen a phendroni, beth yn y byd sy'n digwydd nawr? O'n i ar fy mhen fy hun, yn unig. Yr unig gwmni o'dd gen i o'dd ystafell llawn eiddo rhyw ddoctor nad o'dd i'w weld yn unman. Pentyrrau o bapurau cleifion, peiriannau dychrynllyd a hen ffôn gordyn ar ddesg. Yn gorchuddio'r waliau ro'dd posteri meddygol – trawstoriad o lygad iach; rhyw fath o rybudd o'r dyfodol.

Dwi'n cofio syllu'n ddwys drwy ffenest fawr ar wyneb fy mam, a o'dd yn siarad â grŵp o ddoctoriaid yn yr ystafell gyfagos. Trwy'r ffenest, gwelais y pryder a'r dryswch ar ei hwyneb, a dwi'n cofio'n gryf imi rannu ei theimladau. Yna daeth sŵn yr hen ffôn gordyn i ganu ei chân ailadroddus, ac fe dorrwyd ar y tawelwch a'r llonyddwch. Dwi'n cofio sbio'n syn ar y ffôn, ac yna trwy'r gwydr ar Mam. Ro'dd hi'n ystumio'n rymus arna i ateb y ffôn. Ydych chi wedi drysu? Wel *good*, achos dyna'n union sut o'n i'n teimlo ar y pryd.

Codais y ffôn. O'dd e fel bod yn y carchar. Dau berson

yn eistedd yn wynebu ei gilydd, wedi eu gwahanu gan ddarn o wydr ac yn siarad dros y ffôn... Beth 'nes i o'i le? Clywais Mam yn ochneidio'n ddwfn, ac yna wedodd hi, 'Mars, cariad, ma rhywbeth yn bod gyda dy lygaid di. D'yn nhw ddim yn gwybod beth eto, ond bydd rhaid inni ddod yn ôl er mwyn cael ffeindio mas, ocê? Paid â phoeni.'

Er gwaetha popeth o'n i wedi bod trwyddo, dyna'r foment y newidiodd popeth imi. Bu farw rhan ohona i i'r diwrnod hwnnw, ac yn wir i chi, ddaw e byth yn ôl. Trobwll o emosiynau, pob un yn gwrthgyferbynnu â'i gilydd. Teimlo'n ddewr ond eto'n naïf, yn ddryslyd, ond eto gyda meddwl agored... Beth? Ro'dd hyn yn beth enfawr i blentyn orfod ei brosesu. Yn fuan iawn, sylweddolais 'mod i nawr yn wahanol i bawb arall, ac o hynny ymlaen, byddai bywyd yn unigryw i mi.

Ar ôl y diwrnod rhyfedd yna yn yr ysbyty, fe gymerodd hi tua blwyddyn inni dderbyn y diagnosis cywir. O'r diwedd, glaniodd yr olwyn ffortiwn ar glefyd Stargardt. Golygu dim, meddwl dim, deall dim. O beth dwi'n ei ddeall, cyflwr genetig yw Stargardt sy'n effeithio ar y macwla yn y llygad, ac yn achosi dirywiad i'r golwg canolog dros amser – ffurf gymhleth o'r cyflwr Macular Degeneration. Dwi ddim yn uniaethu â'r enw ei hun gan mai dim ond label yw e ar ddiwedd y dydd. Rhodd gan fy rhieni – yn yr un modd ag y mae fy ngwallt cyrliog brown yn rhodd, fy nghyfenw Jarman, a'r ffaith imi fod yn Gymraes. Un peth arall i'w ychwanegu at y rhestr, 'na i gyd. Un peth arall sy'n neud fi, Mared, yn unigryw.

Mae nam golwg yn beth cymhleth iawn, ac mae'n unigryw i bob unigolyn. Nid yw dau berson yn gweld yn yr un ffordd, hyd yn oed os oes ganddyn nhw'r un cyflwr llygaid. Dyw e ddim mor syml â golwg lawn ar un pen, a dallineb ar y pen arall. Mae yna sbectrwm enfawr yn y canol, a dyna lle dwi'n gorwedd.

Fi'n siŵr eich bod chi'n marw isie gwybod beth dwi'n gallu ei weld. Y gwir yw, dim lot, ond lot mwy na dim. Beth dwi'n trio'i ddweud yw nid *faint* dwi'n medru gweld sy'n bwysig, ond *sut* dwi'n defnyddio'r golwg gwerthfawr sydd gen i. Mae gen i gwmwl mawr du yng nghanol fy ngolwg, ac felly mae'n rhaid imi ddefnyddio fy llygaid mewn ffyrdd gwahanol i'r arfer. Er enghraifft, er mwyn darllen neu ffocysu ar rywbeth, dwi'n gorfod defnyddio 'ngolwg allanol, neu deimlo rhywbeth gyda fy mysedd er mwyn ei weld yn gliriach. Dyw fy ngolwg i ddim yn gyson, chwaith; mae'n newid o ddydd i ddydd, o awr i awr, o ystafell i ystafell, ac o berson i berson. Dwi'n llwyr ddibynnol ar fy holl synhwyrau i beintio llun cliriach imi o'r byd. Mae pob un synnwyr, fy meddwl, a fy atgofion yn cynnig rhywbeth gwahanol – darn o wybodaeth neu gliw. Dyna yw clefyd Stargardt i mi – rhan fach ohona i, nid y cyfan. Mae'n sgìl i fyw'n llwyddiannus fel hyn mewn byd sydd ddim yn hygyrch i rywun fel fi. Ydi, mae'n her, ond sicr, nid yw'n fy rhwystro rhag llwyddo.

Mae'n debyg bod datblygu cyflwr hir dymor blaengar yn blentyn yn newid rhywun. Mae'n rhywbeth gwahanol iawn i gael eich geni â'r cyflwr. Nid gwell, nid gwaeth, ond gwahanol. Dwi'n cael fy ngorfodi i wylio fy ngolwg yn pylu ac yn methu bob dydd. Yn cael fy ngorfodi i blethu'r newidiadau corfforol ac emosiynol yma i mewn i 'mywyd i, pe bawn i moyn ai peidio. Fy ngorfodi i feddwl sut mae hyn yn effeithio ar nid jyst fi, ond pawb o 'nghwmpas i hefyd – fy nheulu, fy ffrindiau, fy nghariadon. Colli pob math o reolaeth dros fy ffawd ac, yn hytrach, gorfod wynebu fy nirywiad.

Peidiwch â theimlo trueni drosta i, oherwydd dyw gwerth bywyd ddim yn bodoli yn ein golwg, ond yn hytrach yn bodoli ynddon ni fel pobol; yn ein gweithredoedd, ym mywyd ei hunan, a sut yr ydyn ni'n penderfynu byw ynddo. Mae fy ngholled golwg yn rhan bwysig iawn ohona i, yn rhywbeth sy'n bersonol ac yn unigryw i mi, ac all neb byth ei ddeall yn ei gyfanrwydd. Ffordd Mared o weld, o brofi ac o ddeall y byd, sy'n wahanol i unrhyw un arall. Dwi'n berson gwell o'r herwydd – yn fwy goddefgar, yn ddeallus, ac yn amyneddgar. Yn gryfach, yn fwy dewr, ac yn fwy angerddol. Yn fwy creadigol, yn fwy hyblyg, ac yn fwy ystwyth. Nid fi yn unig, ond unrhyw un arall sy'n byw gydag 'anabledd', cyflwr hir dymor, neu sy'n wynebu sialensau yn ein cymdeithas. Gyda'r risg o swnio'n uffernol o gawslyd, mae'r cyflwr Stargardt wir yn agoriad llygad. Mae'r siwrne yma yn fy helpu i weld beth sydd wir yn bwysig mewn bywyd, ac i beidio â phoeni a drysu dros y mân bethau.

A dyna ni! Dyna'r stori. Ges i ddim gweld Mam yn actio Cinderella yn y sioe Nadolig, ond mae'n siŵr mai dyna o'dd ore. Byddai wedi bod yn embaras llwyr imi weld fy mam yn cusanu Mr Williams Blwyddyn 4 ar y llwyfan! Bob blwyddyn mae'r Nadolig yn dod yn ddi-ffael, ac er iddi fod yn sialens i bawb yr adeg yna o'r flwyddyn, dwi'n gwneud y mwya ohoni, ac yn atgoffa fy hun 'mod i'n dal yn fyw ac yn dal i fedru mwynhau bywyd.

'The greater the obstacle,
the more glory in overcoming it.'

Molière

Tywysoges Hir Ei Chwsg fodern

Do'dd dim byd gweledol ynghylch y salwch. Dim cast, dim sling, dim baglau; dim yw dim.

RHIANNON LLOYD WILLIAMS

Y salwch sy'n troi ti i fod fel sombi

Y tro cyntaf 'nes i sylweddoli o'n i'n sâl go iawn o'dd yr eiliad pan o'dd dim egni 'da fi i wenu. Erbyn hynny, do'dd dim egni 'da fi i fwyta. Dim egni i siarad na chofio beth o'dd pobol yn ei ddweud wrtha i. Dim egni i gerdded i'r tŷ bach, a dim egni i wenu ar jôcs sâl fy nheulu hyd yn oed.

Cyn hynny, o'n i'n gwybod o'n i'm yn hollol iawn, ond o'n i'n meddwl byddai'r blinder a'r boen yn pasio. O'dd y pyliau o ddiffyg egni yn mynd a dod; weithiau o'n i'n cysgu am dros ddeuddeg awr heb ddeffro o gwbl, ac weithiau o'dd 'da fi insomnia diddiwedd ond heb yr egni i neud unrhyw beth arall ond trio cysgu. Yn araf bach, o'n i'n colli mwy a mwy o ysgol, ac fel disgybl ym Mlwyddyn

10, o'n i'n gweld eisiau'r holl fwrlwm, ac yn gweld eisiau fy ffrindiau a'r bywyd arddegolyn 'arferol'.

Chwe mis ar ôl y pyliau o ddiffyg egni, poen ofnadwy yn fy esgyrn ac yn fy nghyhyrau, ac wythnosau o beidio â gallu codi o'r gwely, ges i'r diagnosis yn 2011 o Chronic Fatigue Syndrome (CFS), hefyd yn cael ei adnabod fel Myalgic Encephalomyelitis (ME). Ond o'dd y diagnosis yma wedi dod ar ôl i fi dderbyn sawl diagnosis anghywir, a chymryd beth o'dd yn teimlo fel cant a mil o dabledi gwahanol i drio gwella. Un o'r pethau mwyaf rhwystredig am y salwch yw nad o's un prawf penodol sy'n gallu rhoi'r diagnosis iti, na chwaith yr un dabled yn gallu dy wella. Felly, ti'n bownsio o un apwyntiad i'r llall, o un prawf gwaed i'r llall, o un driniaeth i'r llall, nes i bopeth all fod o'i le 'da ti gael eu croesi oddi ar y rhestr hir. Hir yw'r aros am ddiagnosis a hir yw'r aros i wella.

Eglurhad dros y cwsg diddiwedd

Mae CFS/ME yn salwch anodd iawn i'w ddisgrifio, ond yn syml, mae'n salwch sy'n dy wanychu ac yn gwneud iti deimlo fel dy fod di'n gaeth yn dy gorff dy hun. O'n i wedi blino cyment pan ges i'r diagnosis yn wreiddiol, o'n i'm yn cofio beth yn y byd ddwedodd y pediatrydd fel eglurhad dros y salwch. Felly, fel mae pawb yn ei neud y dyddie 'ma, 'nes i gwglo'r peth. A dyma beth sydd gan Google i'w ddweud:

Chronic Fatigue Syndrome (CFS) is a complicated disease for doctors to diagnose — and even fully understand. CFS is a physical condition, but it can also affect a person emotionally. This means that someone with CFS may feel physical symptoms, such as: extreme fatigue.

Unwaith i fi droi'n ddeunaw a gallu yfed alcohol, un o'r pethau fi'n cofio'n glir yw'r frawddeg hon a ddwedodd y doctor wrtha i, 'It's like having a hangover every day, isn't it?' A dyw hi ddim yn dweud clwydde pan mae hi'n dweud hynna. Ond beth sydd mor od am y salwch yw, allet ti ddeffro heb 'hangover' a meddwl dy fod di'n cael diwrnod da, wedyn mynd i'r gegin i neud brecwast, ond bod yr ystum syml o neud hynna yn achosi i'r 'hangover' dy fwrw'n slei. Dy fwrw nes dy fod yn teimlo mor wan, fel bod angen iti fynd 'nôl i dy wely ac aros yna am ddyddie. Yr 'hangovers' yna o'dd y gwaetha.

Y rheswm dros y ffaith bod 'na fwy nag un enw i'r salwch yw oherwydd bod sawl symptom gwahanol yn perthyn iddo, a dydi pawb sydd â'r cyflwr ddim gydag union yr un rhai.

Bydd rhai sydd â CFS/ME:

– â phroblemau cysgu, eraill ddim.

– â phoen yn y cymalau neu gyhyrau, eraill ddim.

– â phen tost parhaus, eraill ddim.

– â gwddw tost di-baid, eraill ddim.

– yn teimlo'n benysgafn o hyd, eraill ddim.

– yn sensitif i sŵn a golau, eraill ddim.

... Ac yn y blaen ac yn y blaen.

Er nad yw'r salwch yn un *universal,* mae 'na glwstwr cyffredinol o symptomau sy'n ymddangos yn wahanol mewn pobl, achos, sioc – mae pawb yn wahanol!

Pam?

Pam fi? Pam nawr? Pam y salwch 'ma? PAM DOES DIM BYD ALLA I NEUD I WELLA?!?!

Dyna o'dd y cwestiyne o'n i'n holi'n ddyddiol am gyfnod yn ystod fy salwch. Yn y pen draw, ges i'r ateb i dri allan o'r pedwar cwestiwn.

Pam fi? = O'dd 'da fi broblemau gyda fy system imiwnedd sy'n gallu achosi CFS/ME.

Pam nawr? = O'dd cymysgedd o haint, straen TGAU, system imiwnedd wan a'r ysfa yndda i i neud cant a mil o bethau ar unwaith heb helpu.

Pam y salwch 'ma? = Achos y ddau reswm cyntaf wedi'u cyfuno.

A'r olaf, pam do'dd dim byd o'n i'n gallu neud i wella – dyna'r cwestiwn anodda i'w ateb.

Ond un cwestiwn arall dyw hyd yn oed y doctoriaid ddim yn ei ddeall yn hollol yw *sut* mae pobol yn cael CFS/ME. Mae 'na sawl theori, gan gynnwys:

- haint firaol, fel *glandular fever*.
- haint bacteriol, fel *pneumonia*.
- problemau gyda'r system imiwnedd.
- anghydbwysedd gyda'r hormonau.
- problemau iechyd meddwl, fel trawma emosiynol neu straen meddyliol.

Ac mae ochr iechyd meddwl y salwch yn arwain at gamddealltwriaeth cyffredin iawn ynghylch y salwch.

Camddealltwriaeth

Y prif gamddealltwriaeth ynghylch CFS/ME yw bod y salwch 'yn y meddwl' yn unig, neu'n salwch i 'bobol ddiog'.

Anghywir.

I ddechrau, sut yn y byd byddwn i wedi gallu dychmygu'r fath flinder?

Yn ail, o ran fy iechyd meddwl, do'n i'm yn isel fy ysbryd o gwbwl.

Yn drydydd, o'n i'n berson hynod o actif, yn chwarae hoci a phêl-rwyd dros y sir, yn rhan o gwmni theatr a cherddorfa, ac yn berson cymdeithasol iawn.

Bellach, mae 'na lawer mwy o ymwybyddiaeth ynghylch y salwch, gan gynnwys ffilm ddogfen o'r enw *Unrest* (2017). Mae'r ffilm ddogfen yn dilyn myfyrwraig PhD yn Harvard, Jennifer Brea, sy'n dioddef o'r salwch ar ôl i'r doctoriaid ddweud bod y salwch 'i gyd yn ei phen'. Mae hi'n ffilm ddogfen hynod bwerus am y cyflwr, a chynghoraf i bawb sydd ag awr a hanner i'w sbario i'w gwylio. Mae'n cyfleu'n arbennig sut ma byw bywyd 'da unrhyw fath o salwch hirfaith a chronig yn effeithio, nid yn unig yn gorfforol ac yn feddyliol ar y person, ond hefyd ar y bobol agosaf at y claf.

Jôc

Mae'n anodd trafod salwch heb i'r holl beth fynd yn drwm. Mae lot yn trio gwneud jôcs am eu salwch er mwyn trio stopio'r peth rhag mynd yn rhy ddifrifol. A dyna beth o'n i'n ei neud am chydig bach. Jocian mai'r Dywysoges Hir ei Chwsg go iawn o'n i, ond heb y tywysog i ddod i'm deffro achos:

a) do'n i ddim yn dywysoges mewn chwedl (sioc!)

b) pwy sydd angen tywysog i'w hachub nhw'r dyddie 'ma, ta beth?

c) do'dd dim ots faint o'n i eisiau cyflymu'r gwellhad, dim ots os o'n i'n fwy na hapus i gymryd unrhyw driniaeth yn y byd i wella, gan gynnwys cael sws gan ryw dywysog, o'dd fy nghorff i'n gwrthod rhoi'r egni i fi adael y gwely.

Mae siwrne pawb gydag unrhyw salwch yn wahanol ac yn unigryw i'r person hwnnw, gan gynnwys fy mhrofiad i gyda CFS/ME. Ond, mae'n gysur weithiau gwybod bod rhywun arall yn mynd trwy rywbeth tebyg, bod rhywun arall mas fyn'na fel Tywysoges Hir ei Chwsg hefyd.

Ar ben teimlo fel y Dywysoges Hir ei Chwsg fodern, ges i broblemau gyda fy nghefn. O ganlyniad i'r holl flinder, o'dd fy nghyhyrau wedi gwanhau i'r fath raddau nes bod cyhyrau fy nghefn ddim yn medru cadw fy asgwrn cefn yn ei le. Am chwe blynedd, es i i weld *chiropractor* er mwyn clicio fy nghefn yn ôl i'w le. Am wythnosau lawer, 'nes i mond byta Pringles Sour Cream and Onion, a photiau o Millionaire Shortbread. Halen a siwgr o'dd fy mywyd i, ac o'n i methu â goddef unrhyw fwyd arall heb gyfogi.

Ar y dechrau, o'dd mynd i'r ysgol am awr o wers yn ddigon i neud i fi gysgu trwy'r dydd y diwrnod canlynol. Am oes, o'n i'n trio gweithio allan beth o'dd 'da fi'r egni i'w neud.

I ddechrau, dim ond digon o egni i eistedd i fyny yn fy ngwely am chwarter awr.

Yna, digon o egni i godi o'r gwely i'r soffa.

Ychydig o fisoedd wedyn, digon o egni i adael y tŷ i fynd am wâc lawr y stryd ac yn ôl.

Flwyddyn a hanner ar ôl hynny, o'dd 'da fi ddigon o egni i fynd i'r ysgol am ddiwrnod cyfan.

Ddwy flynedd yn ddiweddarach, o'dd 'da fi ddigon o egni i fynd i'm parti Chweched cynta. Hwnna o'dd un o'r camau mwya 'nes i gymryd yn ystod y salwch, rhywbeth fyse dim un o'r disgyblion eraill wedi meddwl amdano ddwywaith. Ond fel tywysoges arall, Cinderella, o'dd angen i fi adael y parti cyn hanner nos neu o'dd 'na siawns byse fi'n cael *relapse,* yn cysgu am wythnos ac yn troi i fod fel y dywysoges arall eto.

Dros y blynyddoedd o fod yn sâl, 'nes i golli pwysau, colli ffrindiau, a cholli digwyddiadau pwysig iawn yn fy mywyd. 'Nes i bron â cholli fy mharti pen-blwydd fy hun yn 16 oed yn yr ardd gefn hyd yn oed. Ond 'nes i ennill cymaint mwy oherwydd y salwch. 'Nes i sylwi ar y pethau bychain mewn bywyd o'dd yn bwysig – y gallu i gynnal sgwrs gyda rhywun, ac i gerdded ar fy mhen fy hun heb help. A'r gallu bellach i werthfawrogi'r holl bethau, bach neu fawr, dwi wedi llwyddo i'w gwneud – o godi o'r gwely bob dydd i raddio o'r brifysgol.

"Ti ddim yn edrych yn sâl?"

Ar wahân i'r llwyth o bwysau o'n i wedi ei golli oherwydd do'dd dim egni 'da fi i gnoi bwyd neu lyncu – a hyd yn oed os o'n i'n gallu cnoi a llyncu o'n i'n teimlo'n sic – do'dd dim byd gweledol ynghylch y salwch. Dim cast, dim sling, dim baglau; dim yw dim.

Ar un pwynt dwi'n cofio meddwl, 'O leia os 'sa 'da fi *major* bags o dan llyged fi, bydde pobl yn gwbod faint fi 'di blino.' Ond dim. Do'dd dim un 'bag' 'da fi o dan fy llygaid. *Typical.*

Ar sawl adeg ges i ffrindiau, athrawon, disgyblion, a hyd

yn oed pobol ddieithr yn cwestiynu fy salwch gan nad o'n i'n ymddangos yn 'sâl' iddyn nhw. *Wrth gwrs o'n i ddim ar fy ngwaetha yn cerdded o gwmpas y parc, Gwenda, ond os hoffet ti weld pa mor wael dwi'n gallu mynd, dere draw erbyn amser swper lle bydd Mam yn cario fi lawr llawr ac yn trio bwydo fi fel babi.* Ond o'n i byth yn gallu dweud hynna wrthyn nhw achos bydde hynna wedi bod yn od. Bron mor od â'r diffyg 'bags' o dan fy llygaid.

Gwella; ta-ta cwsg

Un o'r pethau mwyaf rhwystredig am y salwch yw'r diffyg iachâd penodol. Sdim un ffordd benodol o wella, ac yn hytrach, ti'n gorfod aros nes bod dy gorff di'n dweud, 'Ocê, bant â ni 'to.' 'Nath hynny gymryd dros dair blynedd i fi. I eraill, mae'n gallu cymryd hyd at wyth neu naw mlynedd.

Ar wahân i'r Cognitive Behavioral Therapy (CBT) 'nes i dderbyn ar ddiwedd y tair blynedd o fod yn sâl, un o'r ffyrdd 'nath helpu fi i wella o'dd cadw 'dyddiadur egni'. Eironig, o ystyried do'dd dim egni 'da fi fel arfer i liwio'r dyddiadur hyd yn oed. Ond Graded Exercise Therapy (GET) yw un o'r ffyrdd mwya defnyddiol o wella.

O'dd 'da fi dri lliw i'r dyddiadur egni.

Gwyrdd = *low impact.*

Oren = *average impact.*

Coch = *high impact.*

O'dd y dyddiadur mwy neu lai yn goch i gyd i ddechrau

achos o'n i'n trio gwneud gormod yn yr adegau pan o'n i'n meddwl o'n i'n teimlo'n iawn o ran lefelau egni. Dyna pryd wedon nhw 'mod i'n mynd i orfod peidio ag astudio cymaint o bynciau TGAU, peidio â mynd i'r ysgol tan ar ôl cinio a mynychu un wers yn unig, peidio â gwneud unrhyw beth ar ôl ysgol am sbel. Peidio â gwneud hwn, peidio â gwneud llall.

Er yr holl 'peidio', 'nath y cyngor weithio. O'dd angen mynd 'nôl i'r dechrau. Dechrau siarad o'r dechrau. Dechrau byta o'r dechrau. Dechrau cerdded o'r dechrau. Adeiladu popeth 'nôl i fyny eto nes o'n i'n gallu neud yr holl bethau 'arferol' i rywun o'dd ddim fel Tywysoges Hir ei Chwsg.

Heddiw

Dwi'n dal i gael pyliau fan hyn a fan draw pan mae fy nghorff yn blino mwy na'r arfer, ond adegau prin iawn yw'r rheiny. Ac fel arfer, dwi'n cael y pyliau 'ma ar ôl gwneud cant a mil o bethau ar unwaith, sy'n ddealladwy.

Erbyn heddiw, dwi wedi dysgu i wrando ar fy nghorff – rhywbeth do'n i ddim yn ei neud cyn cwympo'n sâl. Fi'n gwybod pryd dwi'n gallu gwthio fy nghorff i gerdded y Grand Canyon, a phryd sydd angen i fi swatio a chael penwythnos tawel. Bellach, dwi'n gweithio llawn amser ac wedi teithio i nifer o wledydd gwahanol, rhywbeth bydde *sixteen year old Rhiannon* byth wedi gallu ei ddychmygu. Ac os o'n i'n gallu fy nghysuro fy hun, neu unrhyw un arall sy'n dioddef gyda rhywbeth tebyg, mae'n wir, er yn hollol *cheesy* – fe ddaw eto haul ar fryn.

Clo cwsg

Os wyt ti wedi darllen mor bell â hyn, diolch. Os wyt ti wedi sgipio i'r darn 'ma, wedyn, croeso. Achos dyna'n union beth fydden i wedi'i wneud os o'n i'n sâl. Y diwedd yw'r darn hawdd. Y darn lle ti'n crynhoi'r holl eiriau cynt i mewn i un frawddeg. A dyma hi, y frawddeg honno:

Mae pawb yn brwydro yn erbyn rhywbeth yn eu bywyd, boed yn weledol ai peidio, felly byddwch yn glên.

Bellach, alla i'm bod yn hapusach bod 'da fi'r egni i wenu eto.

'Give everything but up.'

Alexis Pilkington

Fy mhrofiad gydag acne

Byddwn i hyd yn oed yn teimlo bod pobl yn osgoi cael sgwrs â mi am fod fy wyneb mor afiach.

SIONED ELIN ROWLANDS

Mae tua 85% o bobl ifainc rhwng 12 a 25 mlwydd oed yn y Deyrnas Unedig yn dioddef o acne mân neu ddrwg, sy'n golygu ei fod yn gyflwr croen hynod o gyffredin. Fel nifer o'r rhain, mi wnes innau ddioddef o acne difrifol rai blynyddoedd yn ôl. Er, roedd fy stori i bach yn wahanol i'r arfer.

Wrth dyfu i fyny, roeddwn i'n ffodus i beidio â chael llawer o broblemau efo croen fy wyneb. Fodd bynnag, bûm yn dioddef o acne gwael ar fy nghefn am gyfnod hir. Roedd yr acne yn medru bod yn boenus iawn, yn enwedig wrth wneud symudiad sydyn fel eistedd yn ôl mewn cadair. Ar ôl blwyddyn neu ddwy, roeddwn i wedi cael digon, ac mi benderfynais ymweld â'r meddyg lleol ynglŷn â'r broblem. Dros nifer o ymweliadau gwahanol cefais amryw o hufennau ac elïau i'w trio, ond doedd dim un fel petai'n gweithio nac yn gwella fy nghroen. Felly, cefais fy nghyfeirio at ddermatolegydd yn yr ysbyty gan y meddyg lleol.

Ar ôl trafod y broblem fe wnaeth y dermatolegydd argymell 'mod i'n derbyn triniaeth o dabledi Roaccutane; a dyna wnes i. Mae Roaccutane yn cael ei ddefnyddio'n bennaf gan ddoctoriaid i drin cleifion sydd ag acne difrifol. Ar y pryd, doeddwn i ddim wedi clywed am neb a oedd wedi cael profiad negyddol o fod ar y tabledi, felly roeddwn i'n awyddus i'w trio. Pan ddechreuais ar y tabledi, roedd fy wyneb yn glir o acne. Fodd bynnag, newidiodd hyn yn fuan wrth i fy wyneb ffyrnigo yn eithaf gwael. Roeddwn i'n profi adwaith difrifol i'r tabledi.

Roeddwn i'n ymwybodol fod yr acne am waethygu cyn iddo wella, ond doeddwn i ddim wedi disgwyl iddo fynd mor wael â hynny. Hyd yn oed ar y pryd, doeddwn i ddim yn ymwybodol 'mod i wedi ymateb yn ddrwg i'r feddyginiaeth – roeddwn i jyst yn gadael i'r tabledi wneud beth oedden nhw i fod i'w wneud. Doedd hi ddim tan imi fynd am yr ymweliad nesaf gyda'r dermatolegydd – a gweld gymaint oedd ei syndod – y sylweddolais nad oedd hyn i fod i ddigwydd. Mewn llai na mis roedd fy wyneb wedi mynd o fod yn hollol glir a normal, i gael acne difrifol, poenus a hyll. Ar yr un pryd doedd yr acne ar fy nghefn – y broblem a oedd wedi fy ngyrru at y doctor yn y lle cyntaf – ddim wedi gwella chwaith.

Ar ei waethaf, roedd croen fy wyneb yn goch, yn hynod sych ac yn torri'n hawdd. Byddai mynd i'r gawod ac yna sychu fy wyneb â thywel yn peri trafferth imi o hyd, ac yn achosi imi fod yn reit ddigalon. Wrth i'r croen dorri'n ddychrynllyd bob tro gan greu llanast, roeddwn i wir yn cael llond bol. Mae yna lot o ferched sy'n ffodus i allu gorchuddio rhywfaint o'r acne gyda cholur, ond doeddwn i ddim yn medru gwneud hynny o ganlyniad i hyn. Roedd hynny'n codi llwyth o embaras arna i, yn enwedig yn yr ysgol.

Roedd hyn i gyd yn digwydd tra oeddwn i'n astudio ar gyfer fy ngraddau TGAU ym Mlwyddyn 11. Felly roedd yn gyfnod llawn straen yn barod. Fodd bynnag, roeddwn i'n ffodus iawn o gael cefnogaeth anhygoel gan fy nheulu, fy ffrindiau a'r ysgol. Gan iddyn nhw fy nhrin i fel petai popeth yn normal, roeddwn i'n medru anghofio'n llwyr am y peth. Diolch i'r gefnogaeth, wnes i ddim colli diwrnod o'r ysgol ac roeddwn i'n medru canolbwyntio ar y TGAU heb lawer o broblem.

Roeddwn i'n ffodus o beidio â dioddef unrhyw fwlio yn ystod y cyfnod. Fel y dywedais i, roedd pawb yn gefnogol iawn. Mae'n rhaid imi ddweud, roeddwn wedi synnu i ryw raddau gyda pha mor neis y mae pobol yn gallu bod. Ar y pryd, dwi'n credu fy mod i wedi blocio lot o'r peth allan. Roedd hi'n anodd i'r teulu weld fy nghyflwr. A bod yn onest, byddwn i hyd yn oed yn dweud efallai ei fod wedi effeithio mwy arnyn nhw nag arna i ar y pryd. Wnaeth o ddim ond effeithio'n llawn arna i ar ôl i'r cyfnod gwaethaf basio, pan oeddwn i'n adlewyrchu'n ôl dros y cyfnod hwnnw.

Un o'r pethau anoddaf i'w dderbyn pan oeddwn i'n dioddef gydag acne oedd teimlo bod pawb yn syllu ar fy wyneb wrth imi gael sgwrs â nhw. Byddwn i hyd yn oed yn teimlo bod pobol yn osgoi cael sgwrs â mi am fod fy wyneb mor afiach. Does dim amheuaeth fod yr acne wedi bwrw fy hunanhyder yn llwyr. Dwi wedi bod yn berson gweddol hyderus gydol fy mywyd, ond roeddwn i'n ffeindio fy mod i'n amau fy hun ac yn paranoid mewn sefyllfaoedd cymdeithasol. Er hyn, dwi wastad wedi bod yn gymeriad cryf, ac felly roeddwn i'n parhau i atgoffa fy hun na fyddai hyn yn para am byth.

Elfen sensitif i mi oedd lluniau. Roeddwn i'n anwybyddu lluniau yn aml, ac yn casáu gweld unrhyw un yn tynnu camera allan. Ac os oedden nhw'n gwneud hynny, mi fyddwn yn gofyn i beidio â bod yn y llun. Doeddwn i ddim eisiau gorfod edrych 'nôl dros y cyfnod. Hyd yn oed nawr, yr unig luniau sydd gen i o'r cyfnod hwnnw ym Mlwyddyn 11 yw'r lluniau roedd Mam yn eu cymryd o ddatblygiad fy nghroen. Ac fel y mae rhai o'r lluniau hynny'n dangos, doeddwn i ddim yn hapus am y peth ar y pryd. Doeddwn i ddim yn medru edrych arnyn nhw am ryw ddwy flynedd wedyn. Ond dwi bellach yn falch fod Mam wedi'u cymryd. Dwi nawr yn gallu gweld pa mor gryf oeddwn i ac yn medru gweld pa mor bell dwi wedi dod ers hynny. Maen nhw'n bwysig imi gan 'mod i'n gallu gweld na wnes i adael i'r acne fy atal rhag gwneud unrhyw beth.

Yn y pen draw, mi wnaeth fy acne wella ar ôl triniaeth o steroids gan y doctor. Roeddwn i mor falch o weld fy wyneb arferol yn dechrau ailymddangos eto. Er bod y cyfnod gwaethaf dim ond wedi para tua phedwar mis, teimlai'r cyfan fel oes i mi. Oes o osgoi lluniau, drychau, adlewyrchiadau, ac yn aml, pobol.

Yn ystod y misoedd gwael, roeddwn i'n poeni'n arw am y creithiau a fyddai'n weddill ar ôl i'r acne wella. Dwi'n ffodus nawr fod fy nghroen wedi gwella'n dda, ac na adawodd yr acne braidd ddim creithiau. Er, celwydd fyddai dweud nad wyf yn sylwi ar rai marciau nawr ac yn y man. Ond mae'r rhain yn parhau i fy atgoffa o ba mor gryf oeddwn i yn ystod y cyfnod anodd hwnnw.

Mi wnes i rannu fy lluniau o'r acne ar wefannau cymdeithasol yn ddiweddar, er mwyn dangos i bobl nad yw'r cyfnodau gwael yn para am byth. A dyna ydi'r cymorth fyddwn i'n ei roi i unrhyw un sy'n mynd trwy unrhyw beth tebyg ar hyn o bryd: cofiwch, mi wneith yr acne glirio yn y pen draw. Fel popeth arall mewn bywyd, mae rhai diwrnodau yn mynd i fod yn anoddach nag eraill, ond wneith yr acne ddim para am byth. Amser ydi'r gwellhad gorau.

Mewn ffordd, dwi'n falch fy mod i wedi profi'r cyfnod anodd hwnnw. Mi wnes i ddysgu lot amdana i fy hun fel person. Yn amlwg, dwi'n dal i gael yr *odd spot here and there*, ond dydi o ddim yn fy mhoeni cymaint heddiw. Ac mi dwi'n falch, oherwydd dwi wastad yn gwybod 'mod i wedi ei chael hi'n lot gwaeth. Dwi'n fy nghyfri fy hun yn reit ffodus. Roeddwn i'n disgwyl creithiau lot gwaeth na'r hyn a gefais, ac roeddwn i'n lwcus hefyd o gael rhwydwaith o gefnogaeth mor gryf o 'nghwmpas ar y pryd. Dwi'n siŵr y byddai'r profiad wedi bod yn wahanol iawn hebddyn nhw.

Dwi'n nabod cymaint o bobl lle mae triniaeth Roaccutane wedi gweithio'n anhygoel iddyn nhw. Yn amlwg, doeddwn i ddim yn un o'r rheiny. Mae hyn yn profi nad yw'r un driniaeth am weithio i bawb. Felly, mi fyddwn i'n argymell i unrhyw un sy'n profi acne gwael, ac sy'n effeithio ar eich iechyd meddwl i ymweld â'r doctor a gofyn am gymorth.

A chofiwch, wneith o ddim para am byth.

'Os aeth un heb brofi beichiau'r daith,
Ni phrofodd iasau ei thrugaredd chwaith.'

Eifion Hughes

'Yn nhrofeydd y ffordd...'

Do'n i ddim yn 'well' o bell, bell ffordd ar ôl dychwelyd adra, oherwydd mi gymerodd hi dair blynedd imi ddysgu sut i ddefnyddio fy nghyhyrau'n iawn eto.

SIONED ERIN HUGHES

Ril y cof

Mi o'n i'n arfer byw ar brysurdeb, a hynny gan 'mod i'n methu'n glir ag ymdopi efo fy nheimladau fy hun pan o'n i'n aros yn llonydd. Drwy gydol fy arddegau, bûm i'n dioddef o orbryder cymdeithasol difrifol, *chronic insomnia*, iselder, a pharanoia o bryd i'w gilydd hefyd. Labeli dwi wedi eu canfod flynyddoedd yn ddiweddarach ydi'r rhain – bryd hynny, o'n i'n grediniol mai fi oedd yr unig un yn y byd a oedd yn dioddef o salwch y teimladau. Fy ffordd i o ddod o hyd i reolaeth yng nghanol y tryblith meddyliol hwn oedd gorweithio'n academaidd, gwneud gormod o ymarfer corff a chyfyngu fy mewnbwn bwyd. Deilliodd rhyw ddeuoliaeth dywyll o hyn, oherwydd er mai fy

141

mwriad oedd ceisio gwella pethau, fe lwyddodd y ffyrdd afiach hyn o ymdopi i waethygu'r pethau hynny yn y pen draw.

Hawdd felly oedd fy narbwyllo'n hun mai fy ffordd o fyw oedd y rheswm dros y blinder llethol o'n i'n ei brofi ar ddechrau 2013, ac mi gymerodd hi tan fis Gorffennaf y flwyddyn honno imi gydnabod a chyfaddef bod 'na rywbeth mwy difrifol yn codi i'r berw dan yr wyneb mewn gwirionedd. Colli rheolaeth ar fy mhledren fu'r symptom cyntaf, ond datblygais olwg ddwbl a niwlog yn fuan wedyn, ac ni allwn yn fy myw ag agor fy llygad chwith. I ganlyn hynny, dechreuais deimlo fy ngwên yn pallu, a phan o'n i'n trio siarad, roedd y geiriau'n toddi'n slwtsh i'w gilydd nes iddi fod yn amhosib gwneud synnwyr ohonyn nhw.

Gyda threigl y diwrnodau, collais y gallu i gnoi, i yfed ac i lyncu, ac o'n i'n tagu ar fy nhafod fy hun yn dragwyddol. Roedd y doctoriaid yn amau clefyd siwgr, Bell's Palsy, strôc – bob un amheuaeth yn anghywir. O fewn yr wythnos, o'n i hefyd wedi colli'r gallu i gynnal fy mhen, ac wedi colli'r rhan fwyaf o ddefnydd yn fy nwylo, fy mreichiau a fy nghoesau. Cefais fy ngyrru i Ysbyty Alder Hey yn Lerpwl, lle cynhaliwyd prawf a elwir yn Single-fibre Electromyography arna i. Amlygodd y prawf hwn bod gwrthgyrff (*antibodies*) fy nghorff yn ymosod ar y cysylltiad rhwng y cyhyrau a'r nerfau, ac felly'n golygu nad

142

oedd fy nghyhyrau yn derbyn y negeseuon gan fy nerfau i weithredu.

Myasthenia Gravis – dau air estron bryd hynny, ond sydd bellach mor gyfarwydd imi â f'enw i fy hun.

113 diwrnod

Wedi imi dderbyn y diagnosis, chefais i ddim mynd adra i brosesu pethau. Yn hytrach, treuliais y pedwar mis canlynol yn Ysbyty Alder Hey. O fewn wythnos, o'n i'n paratoi i fynd i'r theatr i gael cathetr drwy fy mhrif wythïen i lawr at fy nghalon er mwyn cyfnewid y plasma yn fy ngwaed. Ond wrth ddisgwyl i fynd i'r theatr, cyrhaeddodd y Myasthenic Crisis ei anterth. Dyma pryd y collais y gallu i anadlu yn llwyr. Treuliais y pum wythnos ganlynol yn yr uned gofal dwys ar beiriant cynnal bywyd, a deng wythnos arall wedyn yn yr uned dibyniaeth uchel, efo masg parhaol yn anadlu ar fy rhan. I ganlyn y ffaith nad o'n i bellach yn medru anadlu chwaith, roedd yr achosion o niwmonia, heintiau a *collapsed lung* yn ddiddiwedd yn y cyfnod hwn, a marwolaeth yn dew yn yr aer. Bu'n rhaid imi ffarwelio â fy nheulu ar fwy nag un achlysur.

Yng nghanol mis Hydref 2013 bu'n rhaid imi gael llawdriniaeth i dynnu'r chwarren thymws, gan fod arbenigwyr yn honni i'r chwarren hon chwarae rôl yng ngwaethygiad y cyflwr. Roedd gen i diwmor a elwir yn *thymoma* ar fy chwarren thymws i. O'r herwydd, hanerwyd asgwrn fy mrest yn ddwy ran, a chan fod y tiwmor wedi glynu wrth fy nghalon, bu'n rhaid tynnu'r leinin o amgylch y galon hefyd, ynghyd â'r chwarennau y tu ôl i fy asennau. Roedd hon yn llawdriniaeth gymhleth, ond yn un drylwyr a llwyddiannus.

Wedi'r llawdriniaeth, bu mwy o gymhlethdodau a oedd yn bygwth fy mywyd i, ond erbyn dechrau mis Rhagfyr, o'n i'n ddigon sefydlog i ddychwelyd adra. Mi es i'n ôl i Lerpwl ddau ddiwrnod cyn y Nadolig i dynnu'r cathetr mewnwythiennol, ond mi dorrodd y cathetr yn ddau hanner yn ystod y llawdriniaeth. O'r herwydd, bu'n rhaid tyllu i mewn i wythïen arall i ddod o hyd i'r hanner coll. Ond roedd hi'n bur amlwg erbyn hynny bod fy nghorff i'n gyndyn iawn o farw, ac felly er y cymhlethdodau eto, mi ddois i drwyddi'n iawn a chefais ddod adra ar noswyl Nadolig.

'Homeward bound'

Teimlad digalon iawn oedd cyrraedd adra a methu'n glir â chrio. Dwi'n cofio trio gwasgu'r mymryn lleiaf o emosiwn ohona i, a methu. Sioc oedd o, wrth reswm, ac felly y buodd hi am gyfnod go hir. Ond pan ddaeth yr awydd yn y pen draw i grio'r cwbl ohona i, dwi'n cofio ei wrthod o'n llwyr. Mi o'n i wedi cael y fraint o ddychwelyd adra, yn wahanol i sawl un a fu'n gorwedd ar wlâu'r drws nesaf imi yn yr ysbyty, felly pa hawl oedd gen i i ddechrau ar y crio rŵan? Bob tro o'n i'n teimlo'r emosiwn yn codi'n don yn fy ngwddw, mi fyddai'r euogrwydd yn dod i'w chanlyn a'i hatal hi rhag torri.

O'dd gen i lai fyth o syniad ynghylch sut i ymdopi efo fy nheimladau y tro hwn. Do'n i ddim yn ddigon abl i droi at ymarfer corff, ac o'n i wedi colli gormod o bwysau o gael fy mwydo drwy diwb am bum mis i fedru cyfyngu mwy ar fy mewnbwn bwyd. Ymgolli mewn prysurdeb oedd yr unig opsiwn, ac felly dyma ddychwelyd yn ôl i'r ysgol ddiwedd Ionawr gan fygu'r trawma mewn gwaith. Llwyddais i dderbyn pum gradd TGAU, ac es ymlaen wedyn i'r coleg. Ond er bod medru bachu ar fymryn o normalrwydd yn meddwl y byd imi, roedd y blynyddoedd hyn o drio byw bywyd fel arddegolyn arferol yn rhai dryslyd, rhwystredig a thu hwnt o unig imi.

Mae 'na gred gyffredin bod pethau'n waeth i'r sawl sydd yn dioddef pan mae o neu hi mewn ysbyty, ond dydi hyn ddim o reidrwydd yn wir bob tro. Mae digalondid yn dderbyniol mewn ysbytai, ond pan o'n i'n ôl yng ngŵydd pobol, mi o'n i'n teimlo pwysau llethol i fod yn wên i gyd (er nad o'n i'n medru gwenu), i ddychwelyd yn ôl i drefn pethau ac i beidio ag yngan y geiriau 'Myasthenia Gravis' ar goedd fyth eto. Mi ddois i ddeall yn fuan iawn efo hynny bod y gwella yn mynd i fod yr un mor anodd, os nad anoddach ar brydiau na bod yn ei chanol hi efo'r salwch. A gwella oedd o hefyd. Do'n i ddim yn 'well' o bell, bell ffordd ar ôl dychwelyd adra, oherwydd mi gymerodd hi dair blynedd imi ddysgu sut i ddefnyddio fy nghyhyrau'n iawn eto.

A rhywle yn y tair blynedd hynny, dyma grio. Ond doedd o ddim yn grio o ollyngdod nac o ryddhad fod y cwbl drosodd. Mi oedd o'n grio gan ei fod o'n dal yn bod, ac nad o'n i'n medru dianc rhagddo. Mi oedd o'n grio gan 'mod i'n gwybod bod fy nghorff i wedi drysu, ac nad oedd o fyth am fedru gwneud synnwyr o'r dryswch hwnnw. Un peth oedd gorfod dygymod efo'r ffaith fod y cyflwr wedi effeithio ar gyfnod sylweddol o 'mywyd i, ond peth arall oedd cael fy ngorfodi i ddygymod efo'r ffaith ei fod o'n mynd i fod arna i am byth. Mi oedd o'n grio gan fod y rheolaeth honno o'n i wedi bod yn dyheu amdani gydol f'oes wedi cael ei dileu, ac y gallwn i ddeffro ryw fora a chanfod 'mod i wedi cael fy mharlysu dros nos eto. Ac mi o'n i'n haeddu cael crio ryw chydig dros hynny.

Meddwi ar fyw

Fy mlwyddyn gyntaf ym Mhrifysgol Bangor. Erbyn hyn, o'n i wedi lleihau dos fy nghyffuriau yn sylweddol, ac mi oedd y cyflwr bellach yn gwbl sefydlog. Ond y peth brafiaf am gael bod ym Mangor oedd mai dim ond llond llaw o bobol oedd yn gwybod be ddigwyddodd imi, ac felly, doeddwn i ddim yn cael fy adnabod fel 'yr hogan a fuodd yn wael' mwyach. Dyma'r flwyddyn fwyaf hapus imi ei phrofi erioed, a doedd yna ddim byd yn ffals amdani. Mi brofais lawenydd hollol, ac roedd myfyrwyr Bangor yn bobol mor hoffus ac annwyl. Ond petawn i wedi bod yn onest efo fi fy hun, mi fyddwn i wedi cydnabod fod gen i angen eithriadol yn y cyfnod hwnnw i fod yng nghwmni eraill yn dragwyddol. Dwi'n cofio teimlo parchedig ofn o fod ar fy mhen fy hun. Felly dyma luchio'n hun yn ôl i ganol cwmni, gan yfed i iechyd a chanu ei hochor hi a dawnsio bob-sut rwsut-rwsut ac wedyn… dyma deimlo'r symptomau'n dychwelyd.

Fy Aberhenfelen

Do'n i rioed yn meddwl y byddwn i'n profi'r un symptom o'r cyflwr Myasthenia Gravis eto, felly pan godon nhw eu hen bennau, mi deimlodd fel derbyn diagnosis o'r newydd. Ar ôl treulio'r pedair blynedd cyn hynny yn gwneud pob dim o fewn fy ngallu i roi'r cwbl y tu cefn imi, mi ddoth y symptomau yn eu hôl. A dydi'r ffaith 'mod i wedi gorfod brwydro'r cyflwr unwaith yn barod, ddim yn golygu ei bod hi'n haws gwneud hynny'r ail dro. O brofiad, gallaf ddweud gyda sicrwydd bod ergyd ddwbl yn greulonach peth, am amryw resymau. Yn gyntaf, mi o'n i wedi bod ar ben y byd cyn hynny, ac felly pan ddechreuodd fy nghorff anghofio sut i weithio eto, mi deimlodd y dyfnderoedd fel diwedd y byd. Yn ail, mi o'n i mewn perthynas newydd, a minnau ond wedi egluro'r cyflwr yn fras iawn i fy mhartner cyn hynny – rhywbeth y byddwn i wedi ei osgoi'n llwyr pe na fyddwn i'n gorfod cyfiawnhau pam 'mod i'n gorfod cymryd tabledi bob pedair awr er mwyn medru byw. Ac yn drydydd, mi gydiodd y trawma ynof gerfydd fy fferau y tro hwn, a finna'n baglu.

Ro'n i'n ôl rhwng y pedair wal wen yn Alder Hey. Dechreuais arteithio fy hun yn feunyddiol drwy ddwyn i gof ddigwyddiadau o'r cyfnod hwnnw.

Yn cofio'r adeg lle nad oeddwn i'n cael gwlychu fy ngheg gyda gwlân cotwm hyd yn oed, gan i'r mymryn dŵr hwnnw fedru arwain at niwmonia.

Yn cofio mai ond drwy gyfrwng pensil a phapur y bûm yn cyfathrebu am bron i bedwar mis.

Yn cofio'r ofn eithafol hwnnw wrth ddysgu sut i fwyta unwaith eto, a 'ngheg i ddim callach be i'w wneud efo'r bwyd.

Yn cofio i'r cyffuriau cryfion fy narbwyllo bod y nyrys a'r doctoriaid yn ceisio fy lladd.

Yn cofio gwrthod cysgu gan fy mod i'n credu yn fy mêr 'mod i'n mynd i farw yn fy nghwsg.

Yn cofio i'r diffyg cwsg fod mor llethol nes imi gredu mai marw o flinder y byddwn i. A phan oeddwn i'n llwyddo i gipio awr neu ddwy o gwsg, cofio profi *sleep paralysis* mor erchyll nes imi ofni cysgu fwy byth.

A chofio'r diwrnod hwnnw o stopio anadlu, o dynnu mor galed ar fy nhafod i geisio gwynt, o fy nheimlo'n hun yn marw, ac o ddeffro ddeuddydd wedyn yn diwbiau i gyd.

Ni allaf bwysleisio cymaint y mae'r trawma hwn wedi effeithio arna i'r ail dro, ac mi wnaeth o lanast go iawn o fy iechyd meddwl i ar y dechrau. Am y tro cyntaf, dyma ganfod fy hun yn siarad am Myasthenia Gravis yn dragwyddol, ac mi drodd yr holl beth yn dipyn o obsesiwn. Am flwyddyn gron, do'n i ddim yn medru cysgu dan oddeutu pump y bore. Dim natur mynd a dod oedd i'r *insomnia* hwn – mi oedd o mor bresennol yn fy mywyd i â f'anadl fy hun. Mi fyddwn i wastad yn trio, ond wrth reswm, y gyfrinach efo cysgu ydi peidio â thrio. Ond ro'n i'n trio mor drybeilig o galed gan 'mod i'n gwybod bod y cyflwr yn gwaethygu efo diffyg cwsg. Felly mi roedd o'n gylch cythreulig, a minnau'n chwil wrth droi gydag o. Yn y diwedd, byddwn yn codi o 'ngwely ac yn dychwelyd at yr orchwyl o ymchwilio'n ofer am ffyrdd i oresgyn y cyflwr. Neu, ar yr adegau prin hynny, byddai fy meddwl yn ildio i flinder fy nghorff; fyth fel arall rownd.

Trio

Rhwng y cyfnodau o fod yn bur wael efo'r cyflwr, dwi wastad wedi trio taflu'n hun yn ôl i fywyd prifysgol ac ailafael ar ychydig o wefr y flwyddyn gyntaf honno. Ond ddaeth y wefr fyth yn ôl gan fod y cyflwr yn parhau i fod yn dipyn o faen tramgwydd imi. Wrth reswm, do'n i fyth ar fy ngwaethaf yng nghanol pobol, ond roedd y symptomau a oedd yn gwingo dan yr wyneb yn siglo'n hyder i. Hyd yn oed pan o'n i yn y brifysgol, cefais ddiwrnodau o fethu â mynychu darlithoedd gan 'mod i'n gwybod y byddai fy nghoesau yn rhoi oddi tanaf cyn cyrraedd adeilad Main Arts. O'n i'n trio coginio bwyd i mi fy hun, ond yn rhy wan a blinedig i'w lwyo fo i 'ngheg i wedyn. Mi o'dd y cnoi yn broblem hefyd, a hyd yn oed yn y cyfnodau lle'r oedd fy ngheg i'n gweithio'n eithaf, mi o'n i'n parhau i brofi *panic attacks* reit ddrwg pan o'n i'n bwyta'n gyhoeddus.

Erbyn dechrau 2018, fy mhartner oedd yn golchi 'ngwallt i, ac efo hynny, mi o'n i'n gwybod yn y mêr 'mod i'n mynd i fod yn wael iawn eto'n fuan. Ar y pryd, do'n i ddim o dan ofal 'run ysbyty. O'n i yn y broses o gael fy nhrosglwyddo o Ysbyty Gwynedd i fod o dan ofal arbenigol yn Ysbyty Walton, ac felly'r oll o'n i'n medru ei wneud bryd hynny oedd cydiad yn y gobaith brau hwnnw y byddai'r gwendid yn pasio. Ceisiais roi'r gofid o'r neilltu drwy roi fy mryd ar nosweithiau allan, ond roedd gwendid a blinder y cyflwr yn golygu 'mod i'n colli'r gallu i wenu ac i siarad yn eglur wrth iddi nosi. Droeon eraill o'n i'n rhy wan i wneud fy ngwallt nac ymbincio yn y lle cyntaf, heb sôn am drio morio canu a dawnsio tan doriad gwawr. Roedd hi'n frwydr feunyddiol, ac mi roedd hi'n dipyn o laddfa trio cuddio'r ffaith 'mod i'n colli defnydd o 'nghorff eto yn boenus o ara deg.

Cribo iasau

Blas ar fore arferol rhwng diwedd Mawrth a chanol Awst 2018.

Dyma ddeffro efo blinder nad oedd cwsg wedi medru ei lacio. Fy mhartner sydd yn fy nghodi i o 'ngwely, yn rhoi fy nillad amdanaf, yn fy ngolchi ac yn glanhau fy nannedd. Y fo hefyd sydd yn fy hebrwng i lawr y grisiau, ac mi dwi'n gyndyn iawn o gydnabod y ffaith 'mod i'n mygu mwy efo bob cam. Erbyn hyn, dwi ddim yn medru cnoi, ond drwy ryw wyrth, dwi'n dal i fedru llyncu. Dwi'n gweld Mam yn dod â'r hambwrdd drwodd i'r parlwr, ac mi dwi'n teimlo'r panig afiach yn ffrwtian drwof i drachefn. Er nad ydi o'n fwyd caled, mae gen i'i ofn o yn yr un modd. *Smoothie* a swp.

Dwi ddim yn medru defnyddio llawer ar fy mreichiau, ac felly mae'n rhaid imi roi fy nghwrs gradd o'r neilltu am sbel, ac nid oes gen i ddigon o gryfder yn fy nwylo i sgwennu f'enw ar bapur hyd yn oed. Mae 'nghymar i'n gwegian wrth drio dod o hyd i chydig o hiwmor, a finna'n trio chwerthin ond yn rhy wan i gynnal gwên. Mi fasa sgwrs yn braf, mi wn, ond wnaiff y cyflwr ddim caniatáu hynny heddiw. Mae pob dim ar draws ei gilydd o 'mlaen i, ac er 'mod i'n tŷ, mae hi'n teimlo fel tasa 'na niwl dopyn yn cau fel amdo amdanom ni. Mae'n llygad chwith i wedi nogio, a'r dde rywle rhwng cwsg ac effro.

Ac mi dwi'n troi at ddarllen, at fydoedd eraill sydd yn ffeindiach pethau na'n un i ar hyn o bryd. Dwi ddim yn

medru prosesu'r geiriau, felly mi dwi'n eu darllen nhw
drosodd a throsodd nes eu bod nhw'n staenio waliau 'nghof
i. Ac mi dwi'n gwirioni arnyn nhw, yn dotio o'r newydd
at allu geiriau i greu haf. Ond mae'r llygad dde'n dechrau
mynd rŵan hefyd, yn methu â dal ddim mwy. Mi dwi'n
cau'r llyfr.

Mae 'na hwyliau da ar yr haul heddiw. 'Swn i'n licio
medru mynd allan, ond ni chaf aros yn effro fawr hirach
gan fod y blinder yn drech na'r ysfa i ddilyn y dydd drwy'r
drws. Mae 'nghorff i'n barod i chwythu'i blwc, ac yn fy
meddwl mae ymryson rhwng yr awch i brofi diwrnod arall
a'r ffaith ei fod o wedi gorffen blino. Dydi'r dydd ddim
ond megis deor, ond wrth i 'nghymar gribo iasau drwy
'ngwallt i, mi dwi'n ildio eto i goflaid oeraidd cwsg.

Cybolfa

Sut ydw i'n teimlo am hyn i gyd?

Ddim yn grêt. Maen nhw'n deimladau eithafol a dweud
y lleiaf. Dydi geiriau fyth am fod yn ddigonol i esbonio sut
deimlad ydi colli rheolaeth ar fy nghorff i'r fath raddau,
felly af i ddim i drio gwneud hynny. Ond be fedra i ei
ddweud ydi bod colli annibyniaeth yn rhywbeth hegar
iawn i rywun a oedd mor annibynnol. Ar fy ngwaethaf, mi
ro'n i'n teimlo fel taswn i'n fabi blwydd ac yn hen gant 'run
pryd. I ganlyn y colli hwnnw, roedd yn rhaid imi ddibynnu
mwy ar eraill, ac roedd yr euogrwydd a ddeilliodd o

hynny'n ormod i'w ddioddef ar brydiau. Mi gafodd effaith ar fy mherthynas i am amser rhy hir o lawer, a hynny gan 'mod i'n gyndyn iawn o dderbyn help gan fy mhartner ac yn ei annog yn hytrach i fwynhau ei ieuenctid tra oedd o'n medru gwneud hynny. Mae balchder yn medru bod yn beth dinistriol iawn. Mi roedd o hefyd yn euogrwydd o fod yn un o bump o blant, yn euogrwydd bod sgyrsiau'r bwrdd bwyd yn cylchdroi o 'nghwmpas i, a bod pawb wedi mynd i'w cwman oherwydd pwysau fy nghyflwr i ar eu sgwyddau nhw. O'n i'n teimlo'n gyfrifol am gystudd pawb arall, ac yn meithrin perthynas chwerw iawn efo fi fy hun o'r herwydd.

Ond mae'n debyg mai'r teimlad anoddaf imi orfod ymdopi ag o oedd pa mor flin o'n i. Mi oedd hynny'n dod law yn llaw efo'r rhwystredigaeth o golli rheolaeth, ac mi o'n i'n ei chael hi'n anodd deall sut i ymdopi efo'r teimladau hyn gan nad oedden nhw'n deimladau cyfarwydd imi.

Mi o'n i'n flin gan fod pawb o 'nghwmpas i'n defnyddio eu cyhyrau fel tasa hynny'r weithred hawsaf yn y byd, a minnau'n methu'n glir â'u dynwared.

Mi o'n i'n flin gan fod y cyflwr yn greulon o slei, yn rhoi caniatâd imi wenu a sgwrsio a chodi llaw un funud, ac yn cipio'r gallu hwnnw oddi wrtha i efo'r funud nesaf.

Mi o'n i'n flin gan 'mod i'n aml yn gorfod anwybyddu pobol, gan nad oedd y cyflwr yn bihafio digon imi fedru cynnal sgwrs.

Mi o'n i'n flin gan nad oedd pall ar ei awydd i ddwyn digwyddiadau pwysicaf fy mywyd i oddi arna i.

Mi o'n i'n flin gan 'mod i ar fy ngliniau yn trio canfod ffyrdd i newid fy sefyllfa, ond nad oedd yr ymdrech fyth yn ddigon.

Ac mi o'n i'n flin gan nad o'n i'n medru dweud wrth bobol nad oedd y cyflwr yn fy nal i'n ôl. Wrth gwrs ei fod o'n fy nal i'n ôl – dyna'r tor calon. Mae'r rheolaeth, i raddau helaeth, yn nwylo'r cyflwr. A gwae fi am drio rebelio yn erbyn hynny, oherwydd os o'n i'n trio dal ati i fyw fy mywyd, mi fydda'r cyflwr yn siŵr o frathu cefn fy sodlau i eto a 'maglu i'n ffyrnicach nag erioed.

Cyffuriau

Cyfeirir yn aml at Myasthenia Gravis fel y *snowflake disease*. Nid yn unig bod y cyflwr yn un prin iawn, ond mae'r cyflwr yn un sydd yn amrywio'n eithriadol o berson i berson hefyd. Mewn geiriau eraill, does 'na neb yn profi Myasthenia Gravis fel yr ydw i'n ei brofi o. Golyga hyn hefyd ei bod hi'n anodd iawn dod o hyd i'r cyfuniad cywir o driniaethau a chyffuriau i'w gadw dan reolaeth. Dros ugain cwrs cyfnewid plasma, degau o gyrsiau IVIg, dau gwrs cyfnewid gwaed a thair llawdriniaeth. Cyffur Pyridostygmine bob pedair awr ers bron i chwe blynedd, a'r cyffuriau Azathioprine a Prednisolone (steroids) i ddofi fy system imiwnedd.

Rhywle yn y canol, galluogodd y gymysgedd gemegol hon imi dderbyn dros flwyddyn o'r hyn a elwir yn *clinical remission*, lle'r oedd y cyflwr o dan reolaeth hollol. Pan gollodd yr Azathioprine ei effaith, bu'n rhaid imi newid i'r cyffur Methotrexate. Ar ôl disgwyl chwe mis i'r cyffur hwn gymryd ei effaith, mae'r effaith hwnnw bellach yn pylu. Heddiw, dwi ar y dos uchaf o Pyridostygmine, Prednisolone a Methotrexate ag y gall fy nghorff i ymdopi gydag o. Er nad ydyn nhw'n ddigon effeithiol i sefydlogi'r cyflwr, maen nhw'n fy nghadw i'n fyw, ac mae'n rhaid imi fod yn ddiolchgar am hynny.

Ond wedyn, y sgileffeithiau. O fod ar y cyffuriau hyn yn hir dymor, mi dwi'n ymwybodol eu bod nhw'n cynyddu'r risg o ganser, oesteoperosis, glaucoma a cataracts. Dydi'r ddefod o lyncu'r rhain bob bore ddim yn un hawdd, yn enwedig i un sydd mor bryderus efo'i hiechyd yn barod. Ond dwi'n gwneud gan 'mod i wedi profi'r ochr arall, ac yn gwybod be fasa'n digwydd pe na fyddwn i'n ufuddhau.

Dwi'n mynd i ganoli fy sylw ar sgileffeithiau'r cyffur Prednisolone yma. Dwi wedi bod ar y cyffur hwn, ar ddosau amrywiol, ers bron i chwe blynedd bellach, ac felly mi dwi'n hen law ar adnabod ei ffyrdd o erbyn hyn. Pan dwi ar ddos uchel, dwi'n colli dipyn o fy ngwallt, ac mae'r hyn sydd yn weddill yn sychu drwyddo. Dwi'n magu mwy o bwysau, ac yn datblygu wyneb sydd yn ymdebygu i leuad lawn. Mae 'na flew du yn tyfu dros fy nghorff i, yn enwedig ar fy mreichiau, fy mochau ac ar fy nhalcen. Dwi'n datblygu cyflyrau croen – acne gwael ar adegau, a chefais flwyddyn o *perioral dermatitis* mor ddrwg nes bod croen fy wyneb yn pilio ar gyffyrddiad, gan ei adael yn amrwd. O ddofi fy system imiwnedd i'r fath raddau, mae'r cyffur hwn – ynghyd â'r Methotrexate – yn fy ngwneud i'n llawer mwy bregus i afiechydon na'r person arferol. Wrth reswm, dydi rhywbeth megis tamaid o annwyd ddim yn fy mhoeni, ond mae'r effaith y gall yr annwyd hwnnw ei gael ar symptomau'r cyflwr yn destun pryder. Nid gorymateb ydw i felly pan mae annwyd yn drwm yn yr aer; mae'n rhaid imi amddiffyn fy hun gan fod y fadwch lleiaf yn medru arwain at y blerwch mwyaf gyda fy nghyflwr.

Ond am ryw reswm, mae 'na dipyn o hysh-hysh yn y gymuned feddygol ynghylch yr effaith seicolegol y gall dos uchel o'r cyffur Prednisolone ei gael ar unigolyn. Chefais i ddim fy hysbysu erioed ynghylch yr effaith ddinistriol y gall y cyffur hwn ei gael ar y meddwl, ac mae 'na wall yn y system efo hynny. Dwi'n aml yn teimlo fel petawn i'n ffeirio arteithiau o fod ar y cyffur hwn yn hir dymor, ac ar ddos uchel. O beidio â bod arno, dwi'n colli rheolaeth ar fy nghorff, ond o fod arno, mae hi'n anodd drybeilig cadw rheolaeth ar fy meddwl.

Yndi, mae o'n achosi cyfnodau o fathau eraill o iselder a gorbryder, ond dwi'n dal i fedru bod yn berson bodlon iawn ar y cyfan. Ond pan gaiff y dos ei gynyddu'n sylweddol, mi dwi'n cael episodau dychrynllyd o fod yn hysterig, o feddwl ac o ymddwyn yn afresymol iawn ac o fod yn eithriadol o baranoid. Mae'r episodau hyn yn parhau i fod yn amrwd iawn, ac mae ceisio maddau i mi fy hun fethu â'u hatal rhag codi yn broses hir a chymhleth. Gallaf ddweud yn gwbl onest 'mod i wedi ei chael hi'n anodd iawn gwahanu rhyngof i fy hun a'r cyffuriau ar adegau, ac wedi gorfod ymladd i gadw fy mhwyll. Ond mi dwi'n gwybod 'mod i wastad wedi dychwelyd yn ôl ataf i fy hun yn y pen draw, ac mae hynny'n gysur imi wrth ddisgwyl i'r episodau hyn basio.

O ganlyniad, dwi wastad wedi ceisio dod o hyd i ffyrdd eraill i leihau'r ddibyniaeth ar y cyffur hwn. Dros y blynyddoedd, dwi wedi bod am driniaethau aciwbigo (*acupuncture*), adweitheg (*reflexology*), osteopatheg, homeopathi, Functional Medicine – mae'r rhestr yn ddiddiwedd. Dwi'n grediniol bod pob un o'r triniaethau anghonfensiynol hyn wedi bod o fudd imi yn eu ffyrdd eu hunain, ond dwi wedi dod i dderbyn hefyd nad ydi'r triniaethau hyn yn ddigon ar eu pennau eu hunain, a bod angen cyfuniad o bethau go gryf ar hyn o bryd i 'nghadw i.

Felly i ble'r af i nesaf? Ar ôl misoedd o aros, dwi bellach wedi cael fy nerbyn i dreialu'r cyffur Rituximab ar gyfer fy nghyflwr, ac yn gobeithio bwrw ati efo'r driniaeth yn o fuan. Felly'r ffordd honno dwi'n bwriadu ei chymryd nesaf, ac mi dwi'n cadw'r gobaith yn dynn mai gwellhad fydd pen y daith y tro hwn.

Cael yn ôl

Dydi hi'n ddim bwys pa mor ddrwg y mae pethau'n medru mynd, mae 'na wastad bethau dwi'n medru eu gwneud i helpu'n hun. Ac mi dwi'n helpu'n hun bob diwrnod mewn mwy o ffyrdd nag y medraf eu cyfri. Mi dwi'n gwneud hynny efo'r hyn dwi'n ei fwyta. Mae siwgr, glwten, gwenith, llefrith, cnau, hadau a phys yn tueddu i ffyrnigo symptomau'r cyflwr, ac felly ar lysiau, ffrwythau, pysgod a chig yr ydw i'n byw bellach. Alla i ddim dychmygu ailafael ar fy hen ffordd o fwyta, ac er nad ydi'r ffordd newydd wastad yn hawdd, mae'n teimlo fel y peth hawsaf yn y byd i'w wneud o'i gymharu â phrofi symptomau'r cyflwr, ac mae hi'n talu ar ei chanfed.

Mi dwi hefyd wedi gadael Bangor ers rhai misoedd ac wedi symud yn ôl i fyw adra. Pan o'n i'n byw ym Mangor, y broblem oedd 'mod i'n rhoi fy egni i gyd i drio edrych mor 'normal' â phosib, ac roedd y straen wastad yn ffyrnigo'r cyflwr yn y pen draw. Nid 'mod i'n gweld bai arnaf fi fy hun am geisio dal ati i fyw bywyd normal. Natur rhwystredig byw efo cyflwr o'r fath ydi 'mod i wastad yn pendilio rhwng yr 'alla i ddim gadael i'r cyflwr 'ma chwalu 'mywyd i' a'r 'mae'n rhaid i mi wrando ar fy nghorff a chuddio o olwg pawb am gyfnod eto'. Penderfynu ildio i'r gwrando hwnnw oedd un o'r pethau anoddaf, ond mwyaf caredig, imi ei wneud efo fi fy hun, ac erbyn hyn, mi dwi'n llawer bodlonach o wybod 'mod i o'r diwedd yn gwrando ar fy nghorff pan mae'n sibrwd, yn hytrach nag aros i glywed ei sgrech.

Mi dwi wedi bod yn rhyw how-fyfyrio ers rhai blynyddoedd, ond eleni, dwi wedi cymryd yr holl beth o ddifri. Mae'r arferiad wedi rhoi cyfle imi deimlo fy ffordd drwy flerwch y teimladau sydd wedi dod i fod yn sgil y cyflwr, ac wedi fy ngalluogi i roi trefn arnyn nhw. O ganlyniad i'r myfyrio hefyd, mi dwi wedi meithrin perthynas llawer iachach efo fy ngwaith academaidd, ac mae'r awch sydd gen i at ddysgu yn rhyfeddol. Mi dwi wedi lleihau fy nefnydd o gyfryngau cymdeithasol yn eithriadol, ac mae gwaredu'r cymharu bywydau rownd ril wedi gwneud byd o les imi. Yn hytrach, mi dwi'n pori'r we er mwyn canfod storïau am bobol ysbrydoledig sydd wedi goroesi pethau mawrion, ac er mwyn dysgu'n hun am faterion o bwys, megis tlodi, addysg i bawb, cynhesu byd eang a ffeministiaeth. Mae'r hyn dwi'n ei ddysgu yn gadael ei ôl ar fy ngwaith creadigol wedyn, ac felly'n fy nghaniatáu i sgwennu am bethau sydd yn haeddu fy sylw i gyd. Mae'n batrwm bach digon del. Ond er nad ydi hi'n gyfrinach bod sgwennu wedi bod yn dipyn o achubiaeth imi, dwi'n grediniol mai darllen, yn anad dim, ydi balm fy myd. Pan nad o'n i'n medru gwneud unrhyw beth arall, mi o'n i'n medru darllen.

Felly, er 'mod i wedi colli llawer o reolaeth, mae hi'n bwysig nodi 'mod i, o'r diwedd, wedi canfod rheolaeth iachach o dipyn hefyd.

Ar fy ennill

Ar ôl darllen yr uchod i gyd, rhyfedd i rai fyddai fy nghlywed i'n dweud 'mod i'n ddiolchgar fod Myasthenia Gravis wedi fy newis i. Peidiwch â chamddeall, mae'r cyflwr yn parhau i dorri 'nghalon i. Dwi'n flinedig, a byddwn i'n rhoi'r haul am gael un dydd o fedru cynnal gwên a sgwrs yn iawn eto. Ond dydi hynny ddim yn golygu nad ydw i'n cael fy llorio weithiau gan deimlad o ddiolchgarwch dros y ffaith iddo lordio'i ffordd i mewn i 'mywyd i yn y lle cyntaf. Do, dwi wedi colli tipyn i'r cyflwr 'ma, ond mae'r gwersi dwi wedi eu dysgu ar hyd y daith yn golygu mai ar fy ennill ydw i mewn gwirionedd.

Mae 'na gymaint o ddaioni wedi dod i ganlyn fy ngwaeledd, er fy mod i wedi gorfod turio'n ddwfn i ganfod y daioni hwnnw. Ac mi dwi'n falch 'mod i wedi dod o hyd i'r gwerth sydd i ddioddef, oherwydd mae profi digalondid mor amrwd hefyd yn golygu fy mod i'n profi llawenydd yn llawer dyfnach. Mae wynebu angau sawl gwaith hefyd yn golygu bod gen i'r ffasiwn angerdd at fywyd pan dwi'n sefydlog fy iechyd. Ac er mai'r peth hawsaf a mwyaf dealladwy i'w wneud yn wyneb gwaeledd ydi troi'n chwerw, ni alla i yn fy myw â chaniatáu hynny gan nad

160

ydw i'n berson chwerw. Trof yn hytrach at y nodweddion elfennig hynny, sef caredigrwydd, addfwynder ac empathi. Y nodweddion hyn sydd yn llywio bob dim yr ydw i'n ei wneud ac yn ei ddweud erbyn hyn, a gwn na fyddwn i wedi medru meithrin y nodweddion hyn i'r fath raddau pe na fyddwn i wedi gorfod dioddef cyhyd i ddechrau cyn medru sylweddoli eu gwerth. Wnaf i ddim digio gormod at y frwydr felly, oherwydd gwn fod y rhannau gorau ohonof i wedi deillio o'i goroesi hi, ac nid o'i hosgoi.

'There but for the grace of You go I'

Diolch i Wasanaeth Iechyd Gwladol Cymru a Lloegr – dwi'n ddrud i 'nghadw, ond diolch am achub fy mywyd i droeon. I bobl Pen Llŷn – diolch am agor cronfa imi, ac am y digwyddiadau casglu arian dirifedi a ddaeth i ganlyn hynny; mae fy nyled yn enfawr i chi (a hynny'n llythrennol!). I Liz Saville Roberts, Wyn Hughes a Helen Mary Jones – diolch am eich parodrwydd a'ch llafur wrth gefnogi fy nghais ar gyfer y cyffur Rituximab. Diolch i bawb ym Mhrifysgol Bangor, ond yn bennaf i Ysgol y Gymraeg ac i Ysgol Gwyddorau Cymdeithas; mae eich gofal amdanaf yn afradlon, bron. I griw 10b – diolch am roi blas imi ar y normalrwydd a'r ieuenctid roeddwn i'n dyheu amdano. I ffrindiau agos a chydnabod – diolch am gofio cysylltu ac am gynnig geiriau a oedd yn cynnal (Lois, Gwenlli a Magi – does yna ddim cyfeillgarwch yn cymharu).

I deulu estynedig, yn enwedig i'r neiniau a'r teidiau ar y ddwy ochr; mae fy niolchgarwch amdanoch yn aruthrol. I deulu Steffan – diolch am y caredigrwydd a'r gefnogaeth gyson, mae gen i gymaint o feddwl ohonoch chi i gyd. I Steffan – am dy oddefgarwch ac am dy eangfrydedd. Does yna ddim byd yn rhamantus am y frwydr, ond mae'r ddealltwriaeth, y parch a'r cariad sydd yn deillio ohoni yn bur ac yn amhrisiadwy; diolch iti am hynny. I Elain, Mari, Cain a Bedwyr – diolch am ymdopi cystal, a hynny'n ddi-lol, ac am gadw'r normalrwydd drwy fod mor barod i drafod pob dim arall y tu hwnt i fy ngwaeledd. I Dad – am dy nerth di-ball ac am fod yn graig inni i gyd, diolch. Ac i'm henaid hoff cytûn – Mam. Mae dy anhunanoldeb a dy ddygnwch yn ddigon i lorio unrhyw un. Ni fyddai dim o hyn yn bosib hebot ti, ac am hynny, ni fydd fy niolch iti fyth yn ddigon.

Y cyfranwyr

Grym geiriau

Enw: Arddun Rhiannon.

Oedran: 22.

Ardal: Dinas, Llanwnda, ond bellach wedi ymgartrefu yng Nghaerdydd.

Diddordebau: Mynd i wylio sioeau a dramâu, pobi, ffotograffiaeth a sgwennu.

Wel, dyna fflipin anghyfleus!

Enw: Beatrice Angharad Wynne Edwards.

Oedran: 23.

Ardal: Tynreithyn, ger Tregaron.

Diddordebau: Chwarae ffidil mewn cerddorfa, mynd allan am fwyd (dwi'n *massive foodie*!), cadw'n heini a chelf a chrefft.

Rhubanau sidan

Enw: Caryl Bryn.

Oedran: 22.

Ardal: Yn wreiddiol o Amlwch, ond wedi ymgartrefu yn Llanberis erbyn hyn.

Diddordebau: Sgwennu, byd y theatr a thatŵs.

Ebrill 2017

Enw: Elis Derby.

Oedran: 22.

Ardal: Y Felinheli.

Diddordebau: Miwsig, gwylio ffilmiau a hanes.

Stori George

Enw: George Bowen-Phillips.

Oedran: 17.

Ardal: Drefach, Sir Gaerfyrddin.

Diddordebau: Dwi'n hoffi mynd i wylio'r rygbi ac yn ffan mawr o'r Scarlets a'r Swans.

Un hogyn gwelw'n bwydo'i waed i striben wen

Enw: Iestyn Tyne.

Oedran: 21.

Ardal: Yn wreiddiol o Ben Llŷn, ond bellach wedi ymgartrefu yng Nghaernarfon.

Diddordebau: Gweithio fel cyfieithydd yn rhan amser, ac yn treulio gweddill f amser yn golygu'r *Stamp*, yn sgwennu, yn creu cerddoriaeth ac yn mynd â'r ci am dro.

Rhywbeth am epilepsi

Enw: Liwsi Môn.

Oedran: 10.

Ardal: Bethesda.

Diddordebau: Dwi'n caru antur a bod efo fy chwaer. Dwi'n hapusach nag erioed pan dwi allan ar y mynydd yn cerdded efo'r cŵn, ac efo'r teulu i gyd. Dwi'n caru coginio bwydydd fel *moules a frites* a bwydydd Groegaidd. Coginio o'r galon! Dwi newydd ddechrau dysgu gweu a dwi wir yn mwynhau, mae'n fy helpu i ymlacio. Pan mae hi'n braf, dwi'n caru bod allan ym myd natur a nofio yn yr afon.

Byw efo *ulcerative colitis*

Enw: Lois Mererid Williams.

Oedran: 26.

Ardal: Ynys Môn.

Diddordebau: Actio, perfformio a darllen.

Nadolig 2002

Enw: Mared Caron Jarman.

Oedran: 24.

Ardal: Cefais fy magu yn y ddinas fawr ddrwg – Caerdydd – mewn cartref llawn creadigrwydd a chariad. Dwi'n un o ferched Caerdydd (y lle gorau yn y byd!).

Diddordebau: Dwi'n bodoli er mwyn cael bod yn greadigol, er mwyn cael gweithio a dysgu gan eraill.

Meddyliau *random*:

1. Nid tanwydd yw bwyd ond rhywbeth pwysig i'w ddathlu mewn bywyd.

2. Ma cŵn *generally* yn well na phobol.

3. Falle bydd rhaid i fi ddechrau gwrando ar bodlediadau ar gyflymder o 1.5x achos mae'n amhosib dal i fyny gyda nhw i gyd!

Tywysoges Hir ei Chwsg fodern

Enw: Rhiannon Lloyd Williams.

Oedran: 23.

Ardal: Cefais fy ngeni ym Mryste, fy magu yng Nghaerdydd a graddiais yn y Gymraeg ym Mhrifysgol Bangor. Rydw i bellach yn byw yn ôl yng Nghaerdydd ac yn gweithio fel ymchwilydd i gwmni teledu Boom Cymru.

Diddordebau: Chwarae hoci i dîm y Cymric, teithio, gwylio cyfresi a ffilmiau ffug-wyddonol a dyfodolaidd, ysgrifennu a darllen.

Fy mhrofiad gydag acne

Enw: Sioned Elin Rowlands.

Oedran: 20.

Ardal: Caerdydd.

Diddordebau: Cymdeithasu, pêl-rwyd, siopa, cadw'n heini a choginio.

'Yn nhrofeydd y ffordd...'

Enw: Sioned Erin Hughes.

Oedran: 21.

Ardal: Boduan, Pen Llŷn.

Diddordebau: Dysgu, darllen, gwylio ffilmiau a dramâu, cerddoriaeth, byd natur, mynd â'r cŵn am dro, sgwennu, coginio.

Hefyd o'r Lolfa:

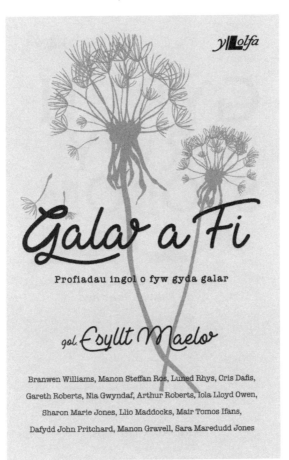

yl Lolfa

Galar a Fi

Profiadau ingol o fyw gyda galar

gol. Esyllt Maelor

Branwen Williams, Manon Steffan Ros, Luned Rhys, Cris Dafis,
Gareth Roberts, Nia Gwyndaf, Arthur Roberts, Iola Lloyd Owen,
Sharon Marie Jones, Llio Maddocks, Mair Tomos Ifans,
Dafydd John Pritchard, Manon Gravell, Sara Maredudd Jones

£7.99

yLolfa

GYRRU DRWY STOROM

*Profiadau dirdynnol o fyw
gyda salwch meddwl*

Angharad Gwyn · Angharad Tomos · Alaw Griffiths
Bethan Jenkins · Caryl Lewis · Geraint Hardy
Hywel Griffiths · Iwan Rhys · Llyr Huws Gruffydd
Dr Mair Edwards · Malan Wilkinson

Gol. Alaw Griffiths

£7.99

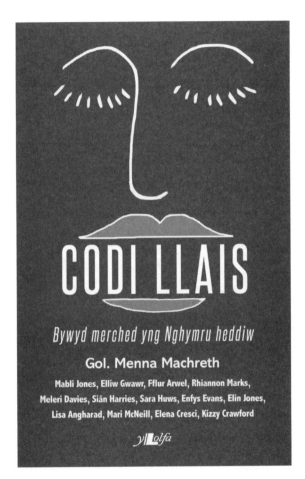

£6.99